ズビグニェフ・コトヴィッチ
細澤仁・筒井亮太訳

R.D.レインと反精神医学の道

R.D.Laing and the Paths of Anti-Psychiatry

日本評論社

こうして、病室で過ごされるすべての時間が、彼の患者への敬意を高めると同時に、患者たちに向けられている教科書的な態度、外部の現実との接触の多寡を精神の健康指標とする自己満足的な科学的概念論に対する彼の反発を増大させることは必至であった。すべての時間がそうだった。

外部の現実の性質は不明のままだった。科学の男、女、子どもたちは、その他大勢の悟りを得た人がそうするように、その事実の前に跪くことなのだろう。つまり、外部の現実、あるいは端的に現実というものの定義は、定義する者の感性に応じて変わるのだった。しかし、門外漢のぼんやりした接触であろうとも、現実との接触はめったに得られない特権であることは、万人が同意するところであった。

これに従えば、重症例に見られるようにすべてがそうではないにしろ、患者たちは現実から、少なくともいくらか根本的な関係において俗世で基調となる恩恵から「切り離され」ている、と記述されていた。治療が果たすべき機能とは、この深淵に架橋し、患者をその邪悪で小さな人目につかない肥やしから思慮深い粒子の壮麗なる世界へと渡していくことだった。その世界へ移れば、患者は適度に驚き、愛し、憎み、望み、喜び、泣きわめくという測り知れない特権を取り戻し、同じ苦境に悩む人たちの社会で安らぎを得られるだろう。

サミュエル・ベケット『マーフィ』(三輪秀彦訳：161-162)

R・D・レインと反精神医学の道❖目次

第5章　精神医学と自由

第6章　反響と遺産

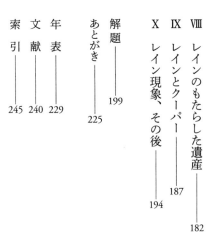

謝辞

早い段階から本文全体や一部に目を通して有益なコメントをくれた次の人たちに感謝したい。マデリン・ブリューワー、ダンカン・ブリューワー、アルドゥス・イブリー、ジョン・ヒートン、ルーシー・キング、アンソニー・ラドルフ、ローレンス・スパーリングである。〈社会主義患者集団〉の活動記を準備する際に、尽力してくれたパリ第八大学（ヴァンセンヌ）の元講師サビーネ・コニールにも感謝したい。また、患者の自助グループに関してさまざまに情報提供してくれたアレック・ジェンナー教授とデイヴィッド・ヒューイソン教授にも感謝したい。

筆者と出版社は、ロンドンのサミュエル・ベケット・エステートとカルダー教育財団に感謝している。カルダー有限出版会社発行のサミュエル・ベケット著『マーフィ』から引用を許可していただいた。

略語表

DS　『ひき裂かれた自己——分裂病と分裂病質の実存的研究』[*1]
SO　『自己と他者』
RV　『理性と暴力——サルトル哲学入門』
SMF　『狂気と家族』
IP　『対人知覚』
PE　『経験の政治学』
PF　『家族の政治学』
K　『結ぼれ』
WMF　『レイン　わが半生——精神医学への道』

（刊行物の詳細については文献目録で確認できる）

＊1　本文で言及される文献に既訳書がある場合、基本的にはその邦題に従った。そのため「精神分裂病」という古い表記のままであることもある。ご寛恕いただきたい。なお文脈に応じて改題する場合もある。本文中での引用などに関しても、既訳は参考程度にとどめ、すべて訳し直している。

第1章　イントロダクション

I　ロナルド・デイヴィッド・レインの人生[*2]

ロナルド・D・レインほど短期間に名声を博した知識人などそうそういない。くわえて、この知識人がたまたま精神科医であるとしたら、はっきり言って、稀有な現象を本書で論じていることになろう。公の場に姿を現すようになったので、レインはその名を知られるようになった。彼の著作は専門家だけではなく一般人にも幅広く読まれた。彼を取り上げる書籍が多数執筆され、彼はインタビューを受け、それらのインタビューは公開された。レインの仕事に関する論及はあらゆるところで目にすることができた。レインの著作は刊行されると、たちまち主要外国語に翻訳された。彼は、ヨーロッパ全域はもとより大西洋を越えた隅々にまで聞こえる存在となったのだ。

レインは神経に障ることをした。端的にいえば、彼は狂気の言説を、いわば政治化して精神的な意味を与

*2　原書に小見出しはないが、読みやすさを考慮して訳者が小見出しを付した。

えようとした。その過程で、私たちの社会を支配している基本方針に対し、実にアナーキーな手法で疑問を呈し、疑義をただし、嘲笑した。レインは、いわゆる正常と狂気の往来を求めた。狂気の言語とは人間の一言語であり、人間の経験の一部として受け入れてこそ理解できる、と彼は信じて疑わなかった。レインは、著名な精神科医にして、預言者であり、獰猛な偶像破壊者であった。広がりつつある資本主義社会全般に認められる価値観、とりわけ精神医学の役割に疑問を投げかけたのだ。彼は、狂気を公的空間に復権させようとした。狂気はかつてそこにあった。正常な市民たちが日々の雑事をこなす都市の郊外にある狂人収容所[*3]に隔離され、監禁され、閉じ込められるより以前には。

そのうえレインは、有名になるやいなや、すぐさまその姿を消した。一世代の時が過ぎ、彼は遠い過去に存在していた些末な人物となっている。だからこそ、もう一度、レインを紹介する必要がある。想像してみるととても驚いた。この節を書いている時点で、生きていれば彼はまだ六九歳なのだ。

一九二七年一〇月七日、レインはグラスゴーの長老派教会の下位中流階級の家庭に生まれた。ひとりっ子であった。彼が受けたしつけと教育は、プライマリー・スクール、グラマー・スクール、大学、と平凡きわまるものであった。彼は医学を学び、神経学と精神医学を専攻した。卒業時、レインは著名なドイツの精神科医にして哲学者でもあるカール・ヤスパース Karl Jaspers の指導のもと、引き続き、海外で教育を受けられるように手はずを整えていた。しかし、当局に承認されず、朝鮮戦争が続いている最中で、陸軍が医師資格をもった人材を必要としていたなどの事情もあり、バーゼルに留学しヤスパースと研究をともにすることはなかった。そのかわりに、レインは伍長階級で英国陸軍精神科部隊に入隊する羽目となった。二年後、彼は一般の精神科病院に異動となった。その二年後、二八歳のとき、グラスゴー大学の精神科部門の上級研修医となった。さらに二年後、ロンドンのタヴィストック・クリニックに職を得て、精神分析家としての訓練を開始した。[1]

レインは職業ヒエラルキー内で早くから頭角を現した。それは華々しいものだという人もいるかもしれないが、十分に既定路線の範囲内のことであった。この時点までのレインのキャリアのなかで際立った特徴がひとつある。それは、彼がヤスパースのもとで学ぼうとしていたことである。当時の英国で教育を受けた者にしてはきわめて珍しいことなのだが、レインは大陸哲学の伝統、とくに現象学と実存主義に傾倒していた。関連書籍の多くは英訳されていなかった。世間の評判によれば、これらの書籍の内容は曖昧模糊としており、医学や精神医学を席巻していた実証主義的立場とはあまりにもかけ離れているとみなされていた。ロンドンに居を構えてすぐ、レインは処女作『ひき裂かれた自己』(1960) を上梓した。本書は一風変わった人物にうけた。『ひき裂かれた自己』は論旨明快なモノグラフであり、読めば統合失調症へいたる経験に接近できる書物である。他方で、すべての臨床素材の記述にレインが用いている枠組みは、実存主義の思索家から導き出された分類で構成されていた。英語圏の文化では、この種の著作は、まぎれもなく独特であり、異質といって差し支えなかった。それにもかかわらず(だからこそ?)、『ひき裂かれた自己』は、やがて目覚しい成功を収めた。

タヴィストック・クリニックでレインは、家族コミュニケーションにおける対人関係の相互作用とパターンの研究に着手した。この研究の報告は、『狂気と家族』(1964)(アーロン・エスターソン Aaron Esterson と共著)と『対人知覚』(1966)(ハーバート・フィリップソン Herbert Phillipson とA・ラッセル・リー A.

＊3 asylum は基本的に「収容所」と訳出したが、カタカナ表記もある。

Russell Leeと共著）の二冊として刊行された。『自己と他者』（1961）、『理性と暴力』（1964）（デイヴィッド・クーパー David Cooperと共著）、『家族の政治学』（1969）、『結ぼれ』（1970）といったその他の出版物も、対人世界に対するレインの洞察が明瞭に表れている理論的著作群である。今回も、そこには、もっぱら米国発の「輸入」思考の成分が多分に含まれていた。米国では長年にわたり、家族の相互作用に対する研究がすでにおこなわれていた。この主題をめぐって筆を執れば、舌鋒鋭く論ずるのがレインの常である。彼は、家族内で進行している心理的暴力をことさら強調した。さらに、論を進めて、こうした家族の文脈で考えてみると、狂気はきわめて理解しやすいものとなる、と論じた。子どもたちを狂気に駆り立てているのは家族であるとレインが非難している、と巷には流布していたようだ。しかし、彼がこうした見解を明言することは一度もなかった。

一九六七年、レインは『経験の政治学』と『極楽鳥』を出版した。いくつかの点で、本書は最も悪名高い著作であった。そこには、従来の精神医学のもつ規範との完全なる断絶が表れていた。『ひき裂かれた自己』の特色は、レインが通常とは異なる視点から精神疾患という主題にアプローチした点にあった。『経験の政治学』が世間に提示したのは、真逆の実態であった。レインは実際の価値体系に疑問を突きつけていたのだが、私たちが「狂気」と「正常」について考える際に基盤を置いているのがその価値体系であったのだ。「狂人」が「正常人」よりも正気である場合もある、と彼は論じた。くわえて、レインは次のように考えるようになった。精神病経験の一部には通過儀礼にも似た癒しの側面があり、そこでは自我の感覚が失われることを通して、神秘的領野への旅路の果てに、新たに悟りを開いた人が現れ出るのではなかろうか、と。『経験の政治学』により、レインはスターダムの領域にのし上がった。と同時に、世評は分かれた。初めて彼が世間に知られたのは、精神障害者とその成育家族の構造を理解しているという評判の精神科医としてであった。『経験の政治学』以降のレインは、統合失調症者たちにとっての型破りな導師と目されるようになった。すなわち、超越論的現実を体験することによって、現代資本主義社会が市民を閉じ込めている悪しき円環から脱出せんとする、社会の先駆者たちのリーダーとみなされるようになったのだ。

レインの名声を高めた冒険的企てがもうひとつある。一九六五年に開設されたキングスレイ・ホールという治療共同体《コミュニティ》である。これは精神病的破綻《ブレイクダウン》の渦中にある人たちが、非医療環境のなかで破綻《ブレイクダウン》を乗り越えられるような状況を創り出そうとする試みだった。患者と医師を分かつ構造 patient/doctor structure は撤廃され、全員がひとつ屋根の下で暮らした。セミナーやさまざまなワークショップがキングスレイ・ホールで開催され、当地は一躍有名になった。本共同体《コミュニティ》はロンドンでの新しいカウンターカルチャー・シーンの一端を担い、共同体《コミュニティ》をめぐるさまざまなゴシップが流布したため、レインがまとうオーラはいっそう輝きを増した。

一九七〇年、キングスレイ・ホールの五年賃貸契約が最終年を迎えた。レインはこの機会を利用して休暇を取った。当時、レインは東洋の宗教や瞑想にいよいよ傾倒していた。そして、東方に出向く決意をした。最初にレインが目指した地は、セイロン（現スリランカ）の仏教僧院であり、次に向かったのはインドだった。彼は一年以上旅を続けた。

帰郷後、ペースは著しく落ちた。レインは幅広く講義をおこなっていたが、実質的に新しい研究が公表されることはなかった。また、見たところ、彼の関心は精神医学からますます離れていった。一時期レインは、ル・ボワイエ式[*4]の分娩法に関心を抱いていた。ここから、出生と出生前の体験をめぐる思索集『生の事実』（1976）が生み出された。本書は、自伝的回顧録と医学が有する人間性剝奪の側面へ向けられた痛烈な批判から構成されている。そこから三年間で、『好き？ 好き？ 大好き？』（1976）、『子どもとの会話』（1977）、

『ソネット』(1979)という、パーソナルな色彩が強い小冊子が三冊刊行された。これらは文学的労作であった。ささやかな詩歌だったり、子どもたちとのあいだで実際におこなわれた自然な会話の記録だったりした。次作の「本格的な」出版物は、『経験の声』(1982)だった。本書では精神医学についてほとんど扱われていない。本書は、精神医学の不可解さ全体や神秘主義、誕生、幽体離脱体験、それを扱おうとする実証主義的姿勢の不適切さについての所感集の向きである。一九八五年、レインは自叙伝『レイン わが半生』を出版した。本書は、レインの子ども時代、学校、大学、精神科医としての最初の三年間を扱っており、グラスゴーでの時期で終わっている。四年後、一九八九年八月二三日、サントロペ、テニスの試合中、心臓発作に襲われレインは死んだ。彼はどうもたいへん熱心な選手であったらしい。

Ⅱ 「反精神医学」とは

レインのプロジェクトに関しては、ほかの人びととの共同作業が多かった。『家族と狂気』での統合失調症の家族研究はアーロン・エスターソンの協力のもとにおこなわれた。『理性と暴力』はデイヴィッド・クーパーとの共著であった。キングスレイ・ホール・プロジェクトにはエスターソンとジョゼフ・バーク Joseph Berke、モートン・シャッツマン Morton Schatzman が参加した。こうした共同作業の多くは短命で終わり、前述の人たちは各々、自身の独立したキャリアを積んでいったが、彼らはみな、「反精神医学」として知られることになる運動とかかわりをもっていた。

「反精神医学」はデイヴィッド・クーパーの造語であった。この旗印のもと、さまざまな国出身の種々雑多な臨床家や理論家がこの一団にまとめられた。反精神医学者たちは、さまざまな、ときには対立する見解を有していたが、すべての見解に起因する特定の思路がひとつあった。それは、精神医学の支配層《エスタブリッシュメント》がもつ権力に対して異議を投じる、ということであった。彼らは、精神医学的診断が科学的に見て無意味であると主張した。診断は、医学介入の装いのもと、望ましくない行動にラベル貼りをおこなう方法なのである。病気と診断された人びとが受ける治療は、人間の尊厳と人権の侵害というものだ。この状況が結果的に意味するところは次のようになる。精神医学には、「普通の」コミュニティで生活するのにふさわしくない市民が一群いると断言する権限がある、ということだ。精神医学は治療であると主張されているが、当該の治療の受益者と想定されている人びとはたいていみずからの意思に反して病院に収容されているのである。このような構造の内部では、精神的苦しみの本質を理解することなどできるはずもなく、一貫した援助システムを発展させることもできはしない。

反精神医学グループの内部からもさまざまな反応が寄せられ、こうした見解は関連してはいるが異なる二つのラインに沿って発展した。第一のラインでは、反精神医学者は、狂気に関して私たちが抱く理解を再評価することに着手した。反精神医学者の見解はさまざまであったが、伝統的な精神医学とはまったく相容れない考えを発展させるという共通点があった。第二のラインでは、反精神医学者たちは精神疾患をもつ人びとのため、〈医師〉という人物には頼らず、病院を必要としない援助形態（治療共同体《コミュニティ》、実験病棟など）の設立を試みた。これら二つのラインは、反精神医学論の展開の中心に位置する表徴である。

反精神医学論は世間から多大な注目を集めた。レインは、この運動の精神的指導者と目され、ある程度で

＊4　フランスの産科医フレデリック・ルボワイエ（Frédérick Leboyer: 1918-2017）の考案した出産の考えのこと。ルボワイエは西洋医学における産科学に疑問を覚え、インドに渡った。そこでの体験をもとに『暴力なき出産』（1974/tr.: 1976）を著した。「胎内記憶」を赤ん坊は有していると考え、赤ん坊中心の産科学を提唱した。

はあるが、レインの仕事は反精神医学とほぼ同義であった。本書では、この文脈でレインを描くことになる。

この用語が意図的に指し示す内容のために、「反精神医学」という用語は、ほとんどの場合、批判と拒絶を受けてきた。レインもその例外ではない。ある議論によれば、病院勤務の精神科医は実際には反精神医学者である。というのも、彼らの職務が癒しとは縁もゆかりもないからである。従来いわれてきたことでもあるが、「反精神医学」という用語は、科学や医学に対する異なる角度からのアプローチを表現する「反科学」や「反医学」とまったく同様にほとんど無意味である。しかし、その用語は、拒絶されたにもかかわらず、定着した。「反精神医学」は当時の流行語のなかでも相当に大きな位置を占めるようになった。私もこの用語を使い続けるつもりであるが、その理由は三つある。第一の理由は、当時、文献上でたびたび言及されていたが、その使用法には幅があるためである。第二の理由は、ぴったりとフィットする用語がほかに見当たらないためである（たとえば、「過激精神医学」とか「代替精神医学」では、「反精神医学」と重なり合わないのだ）。第三の理由は、ある点で、この用語は的確といえるためである。つまり、「反精神医学」はこうした思想家たちが有する「反」の側面を強調しているのである。反精神医学の思想家たちはみな、主流派《エスタブリッシュメント》の精神医学、端的にいうと支配者層《エスタブリッシュメント》そのものに異議を唱えていたのだ。

Ⅲ　レインの人となり

レインの経歴を振り返ると、キングスレイ・ホール後の休息の月日がターニングポイントであったことは間違いない。それ以降の時期、レインは精神医学の分野と有意義にかかわることをやめた。レインはもはや治療共同体《コミュニティ》に直接参加しなくなり、セイロン期以降の刊行物は、それ以前の仕事と比べると平凡な出来であり、初期の経歴に積み重なるようなものではない。

そのうえ、いくつかのインタビューを観ると、レインはそれまでの立場を撤回しているようにも見えた。そこまでいわないにしても、少なくとも、レインのアプローチ特有の過激な鋭さが削ぎ落されているようだった。否、レインは、政治指向がより強い精神医学者と見解が一致していなかったし、左翼に属したこともなかった。目下、レインは自分の立場を懐疑論として説明していた。レインがもっていた見解の実像をまとめ上げるのは困難であった。

ある意味で、レインの絶筆である自叙伝『レイン わが半生』が救いである。ある程度ではあるが、本書は原点回帰であった。レインが特別に目新しいことを語っているわけではないのだが、筆致の明晰さにおいて本書は群を抜いており、さらに重要なことに、レインが大儀causeに「背を向けた」という印象を一掃しているのだ。第1章で、彼は自身の見解を語っている。

私は精神の苦しみを理想化したこともなければ、絶望や崩壊、苦悶や恐怖を美化したことなど一度もない。両親や家族や社会が、遺伝的ないし環境的に精神疾患の「原因となるcause」などと言ったこともない。耐えられぬほどの苦痛であるこころのパターンや行為のパターンというものが存在することを否定したこともない。一度たりとも反精神医学者を自称したことはなく、友人であり同僚であるデイヴィッド・クーパーが「反精神医学」という言葉を初めて用いた折にはそれを拒否した。それにもかかわらず、概して精神医学は社会が排除し抑圧したがっている要素を排除し抑圧する機能を担っているという反精神医学の主張には賛成する。社会がそうした排除を必要とする限り、精神医学の助けを借りても借りなくても、排除はおこなわれるだろう。精神医学がこの機能から手を引くことを望む精神科医は数多く存在する。……このような完全な政策転換には、それに劣らぬほど物事の捉え方を根本的に変える必要があるが、そのようなことはめったに起こらない。

斯界のレインはもはや活動的ではなくなっていたが、こうした視点は彼の初期の仕事と符合していた。（WMF: 8–9/tr.: 20–21）

異議申し立てと過激思想の権化たる人物が突如として活動をやめることになった理由は謎である。レインの駆け出しの頃の仕事とインドから帰国後の経歴が大きく食い違いを見せており、同一人物であるとにわかには信じられない。レインが自身の見解を根本的に変えたわけではないし、たとえば左派から右派に転向したというわけでもない。休息からの帰還後、レインはそれまでと同じ熱意を傾けて物事に没頭することはなかった。当初レインが提示したものに特有の、まばゆいばかりの輝きがまったく消失してしまったのである。こんな具合なのだ。ことによると、レインはインド滞在中、この事態の一因となるような出来事を多少なりとも体験したのかもしれない。おそらく、レインは燃え尽きたのだろう。レインの仕事を概観すると、かくも短期間に彼がどれほど多くの物事に取り組んだのだろうかと感心させられる。わずか一〇余年のあいだにレインは八冊もの本を上梓し、キングスレイ・ホールの治療共同体《コミュニティ》を設立し、五年間にわたり関与した。それから、あまり公表されていない活動や舞台裏でおこなわれた膨大な仕事のリストがこれに続く。レインは精神分析の訓練を完遂した。また、数百時間もの家族面接を録音し、文字に起こし、分析する試みに携わった。そして、対人知覚に関する研究プログラムを実行した。さらには家族療法研究をおこなった。三年間、レインはランガム・クリニックという心理療法センターの所長も務めた。もしかすると、この一〇年間の仕事がレインの内側にあったすべてなのかもしれない。おそらく、四五歳の時点で、レインは語り尽くしてしまったのではなかろうか。

レインを知る人ならば、彼のパーソナリティが尋常ではなかったと証言するだろう。彼のパーソナリティには、否定しようがないカリスマ性、才気、きわめて苛烈な傾向が交じり合っていた。彼の知性、パーソナリティは、人びとに強い印象を与えた。彼は度を越して泥酔することが常で、年月が経つにつれて、この習癖は損害をもたらし始めた。この事態はインドから帰国後ますます顕著となった。人前に姿を現す際のレインはたいてい風変りな様子で、見苦しいと言っても差し支えなかった。レインが泥酔して、口汚く映るようなときもあった。駆け出しの頃からレインの見解に関心を寄せ続け、仕事や研究の継続を望んでいた人たちからすれば、これは痛ましい光景だった。そのありようは、自身の名声からくるプレッシャーと関係しているのではないかと思う人もいる。いずれにしろ、苦難はそこに留まらなかった。彼がいったいなにを経験していたのか、私たちには知る由もない。ただ、まるでみずからの自己像を破壊しようとしているように（自殺行為といってもよいだろう）、泥酔して公衆の面前に姿を晒すレインには、自暴自棄の気持ちが多少あったようだ。憶測ならばいくらでもできるが、結局、そのようなことをしても仕方がない。レインの粗野で暗い側面に関心を抱く向きには、彼の息子エイドリアンAdrianによって書かれた伝記（Laing, 1994）を挙げておく。本書を読めば、レインの複雑な個人史、経済的困窮、泥酔状態での危険行為をめぐる物語を豊富に知ることができるだろう。しかし、興味深い専門性の高い逸話が二、三あるとはいえ、それ以上の代物ではない。レインの自伝『レイン　わが半生』や最近刊行されたインタビュー本（Mullan, 1995）を好む読者もいるであろう。本書は、レインの専門家としてのキャリアや個人の経歴を扱っている。いずれにせよ、レインのパーソナリティに関して推測するに足る素材は容易に入手できる。なので本書では、この事柄について扱わないつもりである。[2]

Ⅳ　反精神医学者としてのレイン

本書で探究するレインとは、反精神医学者としてのレインである。この文脈でレインを紹介すると、その活動の一部は検討されないままとなるだろう。レインは、精神科医であることにくわえ、一九六〇年代のカウンターカルチャーの主要人物のひとりであった。彼は東洋哲学に関心を抱いていた。出生外傷に関心を抱いていた時期もある。呼吸法のワークショップや再出生ワークショップを運営していたことも。彼の著書『経験の声』は、ニューエイジとして知られるようになった潮流と通常結びつく領域に属している。これらの活動は私たちの関心事にはない。さらに、少なくとも反精神医学の分野において、東洋への旅以降のレインは真に重要なことをなにひとつ発していない以上、本書での彼の仕事の提示はキングスレイ・ホールの終焉をもって完了とする。

レインの仕事をたかだか一〇年分提示したとしてもそれは包括的な描写とはなりえない、と言う人もいるだろう。それは先入観からの選択である、と論じる人さえいるだろう。そのとおり、である。レインへの今日的関心は反精神医学者としてのキャリアにあるのだ、という確信のもとに本書は成り立っている。そして、いずれにしても、短い期間ではあるが、分析を必要とする重大な問題が依然として夥しく存在しているのである。

さまざまな影響がレインの仕事に収斂していた。駆け出しの頃のレインはヨーロッパの実存主義の伝統に強い印象を受けていた。ついで、米国で実施された家族内相互作用の研究に多大な親近感を覚えた。ついには、多くは米国由来の、現代社会全般、とくに精神医学実践に対する種々の批評に再び精通するようになった。レインは議論の的となる重要人物のひとりである。また、レインが仕事をおこなっていた際の知的潮流やレインの思想に影響を与えたものを再構成することは比較的容易である。というのも、彼自身がそうした影響や潮流に幅広く言及していたからである。

レインがキングスレイ・ホールでの実験をどのように立案したのかについてはよくわかっていない。その当時、通常であれば最後には精神科病院へ入院となる人たちを病院設定以外で援助できるかもしれないという信念が流布していた。楽観的な感覚が存在していたのだ。そして、さまざまな新しい代替プロジェクトが、英国や海外、津々浦々で急速に発展していった。この場合、影響について議論しても仕方がない。というのも、こうしたプロジェクトのほとんどがキングスレイ・ホール以後に開始されたとはいえ、それらの発展のありようが相当に異なるからである。本書で別の代替実験を提示しようと選ぶなかで、お察しの方もいるだろうが、レインのプロジェクトとは異なるプロジェクトを二つ採択した。最初に、ドイツで発足した〈社会主義患者集団〉をめぐる出来事を集中的に取り上げている。次に取り上げるのは、精神科システム全体の根本的な再定義と再構築を目指したイタリアの試みである。これらのプロジェクトは、レインが実行しなかった反精神医学の諸側面、すなわち政治的・社会的次元を際立たせることもあり選択された。レインがこうした分野を苦手としていたのは間違いない。

余すところなく描写するとまではいかなくとも、ある程度とはいえ、反精神医学運動の提示としてはこれで十分だろう。ご覧のとおり、フランスの反精神医学に関しては割愛している。本書で取り上げていないのは、その特徴（主として、ラカン派精神分析の位置づけ）が一線を越えているからである。その特徴を取り上げるとなると、広範囲にわたり論じる必要があるため、本書では立ち入ることができない。この主題に関心を抱く読者はシェリー・タークル Sherry Turkle の『精神分析の政治――フロイトのフランス革命』(Turkle, 1979) を読むとよい。

締めくくりとして、レインへの反応を一部検討するつもりである。それらの反応は、さまざまな論評から寄せられたものである。レインへの反応は「レイン現象」の一部でもあった。実際、レインは、それ自体が研究に値するほどの反響を巻き起こしたのだ。

反精神医学の全盛期以降、政治的・イデオロギー的潮流は劇変した。そして今日、レインは、実体を欠いた一九六〇年代の些末な騒音を代表する、古代の恐竜のごとく映るかもしれない。しかし、おそらく事態は逆だ。すなわち、レインについて以前ほど語られなくなったのは、その仕事の価値以上に、いまの時代を反映しているからである。おそらく、私たちが喜んで埋葬した過去の人物たち(私たちがその考えを語り続ける限り生き続けているが)を掘り起こす時機がきたのだろう。本書は、レインの仕事が再考・再検討・再評価に値することを示すひとつの企てである。

〔原　注〕

［1］伝記に関する主要な情報源は、レイン自身の手による自伝『レイン　わが半生』と、『正常なる狂気』(Mullan, 1995) である。後者は、レインが亡くなるまでの二年間に録音された一連の対話集である。

［2］［校正段階での追加］ジョン・クレイ John Clay による新たな伝記『R・D・レイン――ひき裂かれた自己』(London: Hodder & Stoughton, 1996) が出版されたばかりである。

第2章　精神病者の世界

I　レイン以前の精神医学

レインの仕事をなにか提示しようとすれば、まずは精神医学について（どんなに予備的であっても）述べる必要がある。レインの有意義な研究はそのほぼすべてが精神医学と関連している。

今日知られているように、精神医学は一九世紀初頭に出現した。精神医学の近代的イメージは、おおむね二つの名前および二つの土地と結びついて生まれている。つまり、フランスのビセートルのフィリップ・ピネル Philippe Pinel とヨーク療養所のサミュエル・テューク Samuel Tuke である。彼らが登場する以前には、気が狂った男女は手の施しようもない精神異常の獣とみなされていた。そして、地下牢に閉じ込めるか、壁に鎖で縛りつけるかぐらいしか解決法がなかった。ピネルとテュークは、身体拘束（鎖、保護室など）を撤廃し、狂気の「治療」に乗り出した。この発展に伴って、狂人のイメージは劇変した。狂人は、野獣から助けを必要とする病人に変わったのだ。精神医学上、最も重要な理論的転換がその一世紀後に訪れた。一八八六年にエミール・クレペリン Emil Kraepelin が『精神医学』（英訳版『臨床精神医学講義』〈Kraepelin, 1905〉）

を刊行した。本書でクレペリンは精神疾患の分類を提案し、自身が「早発性痴呆」と名づけた症候群を特定した。一九一一年にスイスの精神科医であるオイゲン・ブロイラー Eugen Bleuler が「早発性痴呆」に替えて「統合失調症」という用語を提唱した（Bleuler, 1950）。クレペリンの疾病分類学は批判を受けており、改訂されてもきたのだが、精神医学における分類学的試みの青写真として、今日まで残り続けている。

治療に関する限り、ピネルやテュークが提示した模範に従うとはならなかった。拘束（閉鎖病棟、クッション壁で囲まれた保護室、拘束衣）を組み合わせて使用するという事態が慣例として横行し続けていた。そこに、通常であれば、物理的処置（冷水浴、濡れた毛布で包むなど）が併用された。場合によっては、患者を忙しくさせておくために、作業「療法」などの、なんらかの編成された活動が併用されることもあった。さらには、ごく稀に、ある種の説得やモラル*5改善活動が試みられることもあった。これらの治療の効果は贔屓目で見ても取るに足りず、病院は満床状態であり、こうした場所の環境は概してひどい有様であった。一九三〇年代には、患者の生理機能に直接影響をおよぼす介入が開発された。インスリン誘発性昏睡やロボトミー、電気ショックである[1]。一九五〇年代初頭、精神安定剤が導入された。その影響により、甚大な変化がもたらされた。新しい薬を用いても治癒がもたらされるわけではないと即座に知れわたったが、いまや、精神科医は骨の折れる介入を用いる必要がなくなり、そのかわりに新しい薬の投与量をよく検討することで、患者が自身の疾患をコントロールできるように援助することができた。

このように精神医学史の「公式」説明から私たちがまず教わるのは、ピネルとテュークについての良識ある見解であり、ついでクレペリンとブロイラーの方法論上の業績、さらに電気ショックとロボトミーによる直接介入という最初の粗雑な企て、そして精神安定剤を用いた最終突破《ブレイクスルー》といった啓発的な見解であろう。いずれにせよ、この線に沿ったものである。

しかしながら、一群の理論家（その大部分は歴史家）が存在しており、精神医学の歴史学における「修正主義的」潮流を形成している。[2] 彼らは精神医学に対してまったく異なる種類の精査をおこなっている。これらの研究によれば、精神疾患という概念は、科学とは無縁の論理、つまり社会・経済変動が社会にもたらす論理に従って発展したのだ。換言すると、精神疾患は、構成概念《コンストラクト》なのであって、「客観的」事実ではない。また、彼らは、正規の手続きなしに監禁され、治療を受ける際に同意を求められることもない患者の法的権利に関しても問題提起をしている。彼らの指摘によると、治療行為と監禁は両立しない。彼らは精神医学のなかに圧制的な力を見ているのだ。

各論評者がそれぞれ異なるテーマに焦点を当てているが、ある一点で意見の合致が見られる。つまり、精神医学史上の決定的瞬間は、国家が狂気を同定し治療する権限を医学専門職に譲渡したときであった、という点である。一九世紀での出来事だった。たとえば英国では、一八五八年に、精神疾患を定義し治療する権限を医学専門職に付与する〈一般医療法案〉が可決された。専門職の医療化に関して反対意見もあった。満場一致を見たわけではなく、医学にこの問題を対処できる能力があるのかどうかについて重大な懸念が数多く寄せられた。[3] 一八五八年法案は、草案が一六回書き直され、多数の激しい議論の末に、通過した。一世紀余りが経過し、医学における精神医学の位置づけは、いまや既成事実となっている。しかし、この立場が実際に精神医学の正当な位置づけなのだろうかという疑念は残り続けている。情況が異なっていれば精神医学の手中に陥っていたかもしれない人びとはいくらでもいるのだが、そうした人たちは精神医学的介入がなく

＊5　精神医学史における「モラル moral」は、「道徳」と訳される場合も多いが、「心」という意味合いが強い。英国の医師ジェームズ・プリチャード James Pritchard が精神病質概念の前身として「背徳症 moral insanity」を提唱しているが、当時の「モラル」という用語の曖昧さと意味の広さに留意しておく必要がある。

とも、みずから工夫したり、精神分析家の寝椅子に収まったり、それ以外の非医学的療法に頼ったりすることで、自身の困難を克服しているのだ。精神医学の地位に疑問を投げかける人びとは、精神医学が定義不十分な概念を弄する疑似科学であると論じ、精神医学史は監禁や圧制、脳損傷をもたらすことが多い粗雑な介入の歴史であると断ずる。今日の精神医学では、野蛮な実践についてはそのほとんどが影をひそめているが、これで問題が解決されたわけではない。精神医学は、単なる医学の一部門ではない。精神医学とは、あるイデオロギー、すなわちある態度を伴う巨大な体系なのだ。そして、とりわけ精神医学は、みずからが記述していると主張する当の現実そのものを形成している一言語なのである。

Ⅱ　精神医学への幻滅

レインは専門職として厳しい際で研鑽を積んだ。まず、医学研修を受け、それから神経学を修める時期が続いた。そして、英国陸軍精神科部隊に二年間勤務したあと、通常の中核的精神科病院で二年間働いた。一九五二年から一九五八年のあいだのことであった。当時、現行使用されている精神安定剤がちょうど流通し始めていた。この間、レインは神経学的検査の実施方法を学び、脳外科手術で助手をしたり、インスリン病棟で仕事をし、当時利用可能だった精神安定剤登場以前の全治療を多少なりとも実施した。「バルビツール酸系睡眠鎮静薬、抱水クロラール、パラアルデヒド、電気ショック、「修正」インスリン、拘束衣、「クッションで囲まれた保護室」、注射、経管栄養、アミタールによる除反応、アンタビュース、催眠」（WMF: 94/tr.: 199）など。レインはこれらすべての実施方法を学び、そして疑念を覚え始めた。神経学と精神医学を一緒くたにするのは誤りではないのか？　言い換えるならば、精神障害者を世話《ケア》する精神医学が医学の領域にあるとするのは適切なことなのだろうか？

レインは、自身の専門家としての形成期を自伝『レイン　わが半生』に綴った。本書は絶筆である。このなかで、彼は、自身の大志、文学や哲学に惹かれる思い、カール・ヤスパースのもとで研究するという企て、軍医として英国陸軍精神科部隊に配属された経緯、について語っている。レインは、陸軍病院での自身の任期を次のように描写し締め括ってくくっている。

わずか二年間とはいえ、私がたどり着いた地域は、悲惨に満ち、不条理であり、屈辱にまみれた場所であった。士官宿舎の自室内、真夜中に私は、別の場所、兵舎、監獄、ほかの精神病病棟、絶滅病棟などを思い描いたものだった。そうした場所はすべて、夜の帳が下りるたびに呻き声や涙に溢れるのだ。　(WMF: 110/tr.: 229)

たいへん困難な年月であった。後半の役職――精神病院とそれに続くグラスゴー大学精神科病棟――は、初期に経験した深刻さを再現するほどではなかった。しかし、レインは、グラスゴーを去りロンドンに向かうときまで、専門職の不完全さについてありとあらゆるものを目撃してきた。自伝の末尾で彼は、スコットランドを出る頃には処女作『ひき裂かれた自己』をすでに書き上げていたと述べている。しかしながら、刊行順とは逆に二冊を読んでみると、つまり、先にレインの自伝を読んでから『ひき裂かれた自己』を読むと、二冊を続きものとするには困難を覚えるだろう。『ひき裂かれた自己』のなかに、精神医学システムの悲惨さへの感傷はほとんど見受けられない。『ひき裂かれた自己』は、精神病者が体験しているような世界に読者を誘うことを目的とした精神医学テクストである。本書には、レインが目撃した精神医学システムにおける不条理への言及はほとんど認められないのだ。回想録が当該の出来事から三〇年ほど経ったあとに書かれたという事実により、この相違はある程度了解できるだろう。レインの記載した内容が事実であることを疑う由もないが、これらは三〇年というプリズムを通して眺められているのだ。その当時、彼が抱いていた懸念がどのようなものであったとしても、レインは依然として精神医学専門職の内部に留まっていた。『ひき裂かれた自己』は、熱心に取り組むひとりの精神科医が生み出した抑制のとれた研究であり、それゆえに精神医学の文献に入れられるのが妥当である。

しかし、本書の形式は古典的である（基本的に、ある精神医学的状態をめぐるモノグラフ）が、そこには原動力としての過激な性向が存在する。専門職集団に出自をもちながら、レインは精神医学の言説の根底にある構造、つまり精神医学の言語を問い質そうとした。精神医学の言語を分析するということは、まさにそのリアリティを吟味することに等しい。『ひき裂かれた自己』の序章の表題は「人間の科学のための実存的－現象学的基盤」である。この表題は、レインの意図をきわめて明確に表している。つまり精神医学は、「人間の科学」を基礎とせねばならないのであり、序章の内容が示しているように、この科学の基礎とは言語にある、との見解にレインは立っているのだ。したがって、精神医学の近い親戚と考えられている神経学が自然科学に基礎をもつ一方、精神医学は狂気をめぐる私たちの語りからほぼ完全に形成されている。レインが医学研修を受けるなかで用いるようになった精神病理学の言語は非人間的な言語なのである。

使用せねばならぬ言葉が、とりわけ患者の人生の意味を特定の臨床的実体に分離して限定するためのものであるならば、患者の状態が有する普通の人間としての関連性や意義を例示することが果たしてできるのだろうか？

（DS: 18/tr.: 16）

こうした臨床的実体はその他の医学用語と同じく厳密かつ明確であるように聞こえるかもしれないが、実態はまったく異なっている。私たちはある個々人を「統合失調症者」ないし「精神病者」と名づけるのだが、こうした用語はただ漠然としており、記述すべき彼らの苦境についてなにも教えてくれない。そればかりか、私たちはますます彼らと疎遠になってしまう。この言語に晒されている人びとは、これを不名誉や恥辱として体験している。レインは、現代精神医学の主要テクストの一冊であるクレペリンの『臨床精神医学講義』(1905) から一例を調達している。本書のなかには、クレペリンが入院患者と面接している様子が記述されている。その面接は医学生集団の面前でおこなわれている。患者は、自分のいる場所や自分の名前などの単純きわまる質問を受けている。患者から理解できるような返答はなく、クレペリンはお返しに罵倒された。クレペリンは、その罵倒を「一連の支離滅裂な文章であり、全般的な状況とは一切関係ない」(DS: 30/tr.: 33) ものとみなしている。レインはこれに続けて、想像力をわずかばかりでも働かせれば、患者の反応は終始一貫した応答であることが理解できる、と説明している。患者は学生の教化のための供覧物として扱われており、瑣末な質問を受けている。患者の爆発は、自分の置かれた状況への皮肉を込めた反応である。なんらかの病気の「徴候」や「症状」ではないのは明々白々なのである。レインが本例から得た結論は、次の一節に見事に集約されている。

標準的テクストに記述されているのは、精神科医もそこにいる行動の場において人びとが示す行動である。患者の行動はある程度、同一の行動の場における精神科医の行動の関数《ファンクション》である。標準的精神科患者は、標準的精神科医の関数《ファンクション》であるとともに、標準的精神科病院の関数《ファンクション》でもある。統合失調症者に関するブロイラーの偉大な記述全体を強調する、いわば通奏低音は、あらゆる言動を観察した結果、患者たちは自分にとって庭にくる鳥たちよりもずっと奇妙な存在であったというブロイラーの所見である。

(DS: 28/tr.: 31)

二ページにおよび、レインは、持論の文脈のなかで、クレペリンとブロイラーという現代精神医学の二大巨頭に触れている。これは偶然の一致ではありえない。彼ら二人の不朽の影響は、精神医学が今日用いている言葉遣いに埋め込まれ続けている。レインがクレペリンやブロイラーに由来する特定の概念を一切批判していないことに注目するとおもしろい。むしろ彼は、持論の核にあるひとつの問題に的を絞っている。つまり、精神医学の知見に科学的価値があるにしても、それらの知見には根本的な瑕疵がある。つまり、それらの所見は、患者の人生全般の文脈の外側、とりわけ、精神科医－患者関係という文脈の外側で患者を研究した結果得られたものである。レインが続けて論じているように、あらゆる精神医学的記述は、事実についての陳述ではなく、ひとつの解釈なのだ。そして精神医学の教科書で目にする解釈は、理論的立場のカテゴリーによって、そして、その言語によって、あらかじめ決定されているのである。

躁うつ病や統合失調症の遺伝性ないし家族性の発生について得られた知見を完璧に知ることぐらいはできるだろう。そして、スキゾイドの「自我歪曲」や統合失調症の自我欠陥に加えて思考・記憶・認知など種々の「障害」を認識する腕をもつことも可能であろう。また実際、たったひとりの統合失調症者を理解することはできなくても、統合失調症の精神病理や一疾患としての統合失調症について知りうるすべての事柄を知ることもできるだろう。

(DS: 33/tr.: 38–39)

ひとりの統合失調症者を理解するためには、まず第一に、統合失調症に罹患する人などおらず、統合失調症である人がいるのだ、ということを認識する必要がある。統合失調症とは、存在様式のひとつ、すなわち、世界の経験様式のひとつなのである。この経験は了解可能なものとなりうるが、そのためには新たな言語を見出し、伝統的な学派から受け継がれてきた専門用語群を拒絶しなければならない。

Ⅲ　存在論的な安定

レインは、統合失調症に関するこの「あること－性[*6] is-ness」の探究に乗り出す前に、私たちが精神病者を認識するにいたる様態を集中的に扱っている。二人の人物のあいだでコミュニケーションが破綻《ブレイクダウン》すると、この事態が生起する。精神医学の教科書にある症例は、患者と精神科医のあいだのコミュニケーションの破綻《ブレイクダウン》例なのである。破綻《ブレイクダウン》の起こる道筋はきわめて明瞭である。つまり、互いのアイデンティティを相互に認識しないときに起こるのである。レインによると、二人の正気な人たちが出会えばこの認識は起こる。必ずしも正確であるとは限らないが、それで十分である。レインは、先頭に立って狂気を非難するような認識欠如の例を数点提示している。

＊6　西洋哲学では物事の探究にあたり、「XとはYである」という定義づけが重要視される。こうした営為を根源的に問うていくと、事象が「…とは…である」という表現から逃れられないことに気づく。英語ではこれはbe動詞にあたり、独語ではseinがこれにあたる。ハイデガーが主著『存在と時間』*Sein und Zeit*で意識した問題はこの次元の事柄である。このように考えれば、is-nessは「存在－性」と訳せるかもしれない。

彼が自分はナポレオンだと言う一方で、私が彼はナポレオンではないと言う場合
または、彼が私をナポレオンと言う一方で、私が自分はナポレオンではないと言う場合
または、私が自分を誘惑したいと思っていると彼が思う一方で、自分の意図がそのようなものであると思わせる根拠を実際には少しも彼に与えていないと私が思う場合
または、彼が私を殺そうとしていると私が恐れを抱いていると彼が考える一方で、私はそんなことを少しも恐れていないし私が恐れていると思わせる理由を少しも彼に与えていない場合。

それからレインは次のように付言する。

それゆえ私は、正気なのか精神病なのかは、一方が正気であるとの合意を共有する二人の人物のあいだに生じる連言と選言[*7]の程度から判断される、ということを示唆する。

(DS: 36/tr.: 43: 強調は原著)

こうした発言は私たちを多くの方向に導いてくれるだろう。正気を証明するこの共有された合意《コモン・コンセント》にはどのような価値があるのだろうか。また、この連言と選言の程度とはどのように生じるのだろうか。この時点でのレインの討議では、先の問いに答えは与えられず、そのかわりに、この選言的判断の性質に焦点が当てられている。二人の主役のうちの一方が正気であり、もう一方が正気ではない、という事実は、レインにとって当然の前提なのである。

したがって、『ひき裂かれた自己』のなかで伝統的精神医学の専門用語に対する反対意見が明瞭に述べられているにもかかわらず、本書の執筆に際して、「統合失調症」という用語は妥当なものとして公然と受け

入れられている。統合失調症は、レインにとって重要な意味合いをもつものであり、世界‐内‐存在のある特定の佇まいを表しており、さらに正気とはほど遠い状態なのである。統合失調症は妥当性をもった用語である。それゆえ、一方で世界‐内‐存在のこの形式を体験することの意味合いを見失わずに、一般的な観点から統合失調症について語ることができる。『ひき裂かれた自己』は、精神医学の教科書内の「統合失調症」という見出しの下に続くあらゆる記述をめぐるモノグラフとして意図されていない。本書は、この特定の経験の始まりにつながる条件を集中的に扱っている。そして、この点において、探究の境界は明確に線引きされている。レインは序文で次のように述べている。

本書はスキゾイドと統合失調症者に関する研究である。そしてその基本的な目的は狂気を、そして狂気にいたる過程を、了解可能にすることにある。……統合失調症についての包括的理論を提示しようと試みているわけではない。素因面や器質面の探究を試みているわけでもない。 (DS: 9/tr.: 3)

レインは統合失調症という用語を受け入れ、同様に正気を妥当な用語とみなしている。統合失調症経験の分析に取りかかる前に、レインは正気な人物のありようをおおまかに定義しようとしている。正気に関する彼の考えは、病理学（病気ではないこと）や社会学（規範、役割機能）、精神分析（自我境界、防衛）に由来するものではない。むしろ、きわめてシンプルに実存の観点から言い表されている。正気な人とは次のよ

＊7 論理学の用語で、連言 conjunction（A∧B）は「AかつB」、選言 disjunction（A∨B）は「AまたはB」を意味する。この文脈では、二人の人間AとBのあいだでの意見の一致 common consent と不一致がどこまで生起するのか、その多寡で正気の度合いが測られる、ということだろう。

うな人であろう。

自分の存在をリアルで、生き生きとして、全体的なものとして体験している人、つまり普通の状況では、自身のアイデンティティと自律性がまったく問題とならないほど明瞭に世界の残余から差異化されたものとして、自己を体験している人である。時間のなかでの連続体として、内的一貫性や実体性、本物性《ジェニュインネス》、価値あるものとして、空間的には身体と共存するものとして、そして、通常誕生またはその付近で始まり死とともに消滅していくものとして、自己を体験している人である。

(DS: 41-42/tr.: 51)

レインはこの状態を「存在論的な安定 ontological security」と呼んでいる。この状態の決定要因について正確に述べることはきわめて困難だが、この状態が人生早期つまり幼少期に獲得されるということは明らかであり、それは実存的基盤を構成するものである。存在論的に安定している人は、現実感、自己や他者の感覚、世界一般の感覚を喪失することなく、たいていの人生の困難と直面することができるだろう。極限状況ではこうした感覚が喪失することもあるだろうが、通常であれば束の間のことに過ぎない。しかしながら、全体的で一貫した、生きている感覚を抱かない人びとも存在する。彼らは自分を他者と分離した身体化された人間としては体験しない。そのような場合、「存在論的な不安定 ontological insecurity」の状態にある、と言うべきだろう。この状態はさまざま形態を取り、狂っていると判断されるような類の振る舞いの根源である。レインは存在論的な不安定のさまざまな様態を探究することに乗り出している。

この点が本書における方向転換を表している。序論において、レインは精神病をコミュニケーションにおける破綻《ブレイクダウン》として、つまり人びとのあいだに生起する事態として思い描いていた。いまや焦点は精神病者の「内的」世界へ移行し、この時点で『ひき裂かれた自己』は臨床研究に変貌している。この点において、本書はほかの研究と大差なく、オーソドックスな線に沿って構成されている。本書は、豊富な症例提示により立証された理論的専門書なのである。

Ⅳ　三形態としての存在論的な不安定

存在論的な不安定状態で生きること、つまり安定の閾値が低いことは、絶え間なく脅威を体験することに等しい。この脅威は他者に由来しているか、外的世界全般に由来しているかのどちらかである。存在論的に不安定な人は、呑み込まれる恐怖のせいで他者との接触を完全に回避する可能性がある。したがって、どのような形であれ人と近づくことは自身のアイデンティティを危険に晒す体験となり、親密な関係は生き残りをかけた戦いに転じ、個人的な関係によって満足感を得ることはまったくできない。この存在論的な不安定の感覚を体験する形態がほかにもある。それはアイデンティティが完全な空虚と感じられる際のものである。この情勢からは、現実が迫害するものと体験される。つまり、現実は内破的であり、そこにあるアイデンティティの感覚がどのようなものであろうとも、いわば、その感覚を埋め立て、消し去る恐れがあるのだ。最後に、そのような人は死んだ感覚を抱いており、石やロボットに変えられたと感じているのかもしれない。他者との関係は、個人の実存をいっそう具体物と化し、人を感情なき単なる歯車、つまり自律性の感覚などない死物へ変えるのだ。そのような人は本来的に反応することができないので、それを避けるべく、他者に侵害されないように他者を石化するのである。レインは、不安についてのこれらの形態を三つの項目に分類した。すなわち、「呑み込み engulfment」「内破 implosion」「石化と離人化 petrification and depersonalization」(DS: 43–49/tr.: 54–62) である。

存在論的な不安定の感覚に絶えず対処して生きていくには、かなり特殊な戦略が必要となる。他者との接触や現実との接触を完全に避けることは不可能である。脆弱なアイデンティティを危険に晒すことなく見せかけの接触が多少維持できる方途を見つけ出さねばならない。精神医学ではスキゾイド分割《スプリッティング》と記述される、分割《スプリッティング》のプロセスを通じて、この事態が達成される。その様相は、まるでスキゾイドが商談を結ぼうとしているかのようである。スキゾイドは自分自身の一部を外的世界に差し出しているのだが、スキゾイド自身はこの部分から解離している。ある意味、どう見ても「私」と考えられる存在がそこにあるのだが、その存在は「リアルな私」に属していない以上、自分とは無関係なのである。

こうしてバラバラになり分離した部分が形成されるのだが、その事態はスキゾイド・パーソナリティに特有の二つの基本的分割《スプリット》をめぐって生起する。ひとつめは、身体と精神のあいだの分割《スプリット》である。この事態は、身体が異物と感じられ、異質としか体験されない外的世界に属するという程度にまで発展しうる。レインはこの事態を「身体化されない自己 unembodied self」と記述している。さて、「存在論的な不安定」についてと同様に、レインはまず、通常の意味で、身体化された人間のありようを次のように語っている。

> 身体化された人間には、血肉、骨であるという感覚、自分が生物学的に生きていてリアルな存在であるという感覚がある。すなわち、彼は自分自身が実在することを知っているのだ。身体化された人間は、自身の身体「のなかに」自分が余すところなく存在しているその程度に従って、自分が時間のなかで個人として連続しているという感覚を抱くだろう。身体化された人間は、自身の身体を脅かす危険、つまり攻撃や切除、疾患、衰弱、死の危険を被

る主体として自分自身を体験する。身体化された人間は、肉体の欲望ならびに身体の満足や欲求不満に関与している。このように、個人は、出発点において、身体的体験を基礎としているのである。その基礎の上で、個人は他者とともに在る人間となることができるのだ。

(DS: 67/tr.: 85)

この一部ないし全部を否定形で述べれば十分であり、身体化されない自己のイメージは明らかとなる。身体から解離した人は、苦痛や病気に対して一向に頓着しないのだろう。性愛《セクシュアリティ》から少しも快感を得ないので、性愛《セクシュアリティ》は放棄されるか、「機械的に」実行されるかのどちらかであろう。また、そのような人は意識過剰となるだろう。身体はいまや世界の「あちら」にあり、二重の眼差し、つまり、身体を異質なものとしか知覚できない自己からの眼差しと他者からの眼差しのなかで、見据えられることになる。

もうひとつの分割《スプリット》は自己の経験と関係する。自己が絶えず脅威を感じているので、自己は二つに分割《スプリット》される。この分割《スプリット》により「本当の自己 true self」は維持され、分離した「偽りの自己体系 false self system」が発展する。「偽りの自己体系」は「本当の自己」を背後に隠すことができるファサードの働きをするだろう。この事態はさまざまな形でその姿を現すだろう。それは、他者から期待されていると思われる行動に沿って動くという行きすぎた癖であるかもしれない。そうした人は、想定された役割を引き受け実現し、ことによると他者の役を演じるかもしれない。他者に対処するためのこれらの戦略が発展する一方で、「現実自己 real self」がますます埋もれていくことになる。「現実自己」は保護され、自由であると感じられるだろう。だが、リアルな世界との接触が完全に奪われてしまうために、「現実自己」は縮み上がり、結局のところ残されるものといえば、みずからの実存が本来的ではない事態に示す反応としての罪悪感だけなのである。

これらの分割《スプリット》のおかげで、世界のなかである種の機能を果たせることもある。しかしながら、分割《スプリット》はひとたび始まると、次々と発展していく可能性が高い。現実自己と偽りの自己のあいだの分裂はいっそう深まっていく。パーソナリティのスキゾイド組織は精神病へ転じる。分離した断片は互いに独立して動き出す。発話は、あたかも外国人のように、わざとらしく不自然なものとなり、すっかり破綻し「言葉のサラダ」となることさえあるだろう。あるいは逆に、そのような人は完全にひきこもり、一見すると周囲への関心を完全に失くしているように映るかもしれない。このように精神病は、あらゆる相互作用が分割《スプリット》の形をとるところに存在する特有のありようである。すなわち、現実自己と偽りの自己のあいだの分割《スプリット》、現実自己と偽りの自己の一部となる身体とのあいだの分割《スプリット》、偽りの自己と他者とのあいだの分割《スプリット》である。さらに、どういうわけかいつもそこに残存する本当の自己は、絶望や苦悩、罪、恐怖、深い不安定を体験している。本当の自己は存続したいのだが、そうする術が見つからないのだ。

V　大陸実存現象学からの影響

レインの記述は、実存主義と現象学の伝統に負うところが大きい。レインは、哲学者はサルトル、ハイデガー、メルロ＝ポンティ、キルケゴールから、神学者はティリッヒ、精神科医ならビンスワンガーとミンコフスキー[4]からインスピレーションを受けた。レインは、彼らの著作のなかに人間実存を記述するうえでの感受性を見出した。その感受性ゆえに、彼らの著作は精神病の世界を探究するのにふさわしいものとなっている。レインが彼らの著作を引用する機会はそれほど多くないが、彼の理論的考察はおおむね彼らの著作に負うところが大きい。レインは、どの特定の哲学者の考え方にも厳密には従っていないようだ。彼は、考察中の臨床素材と関連させ、あれこれと角度を変えてより多くのものを引き出している。本来的と非本来的という区別はハイデガーに由来している。レインが自意識の章で問題として論じようとしたのは、眼差しの性質や、見ることで石であると断言される、ないし、石化する様相、誰の目にも映らないようになりたい願望およびそうなってしまう恐怖であった（DS: 106–119/tr.: 141–161）。問題の論じ方はサルトルに多くを負っている。身体化された自己と身体化されない自己という概念は大部分がメルロ＝ポンティの分析に由来しているようだ。「存在論的な安定」という概念はティリッヒに由来する。患者の記載の多くには、レインの患者への感受性のみならず、キルケゴール的センスも表れている。

また、レインの実存主義的伝統への忠誠は、罪の概念化において非常に顕著に見てとれる。彼は独自の立場をはっきりと説明していない。しかし、いくつかの箇所で問題が提起されており、彼の見解の骨子は次のとおりである。

「本来的 authentic」罪と「非本来的 inauthentic」罪は区別することができる。「非本来的」ないし「偽りの」罪は偽りの自己体系によって生成される。レインは言葉を尽くして説明してはいないのだが、精神分析が語る罪悪感はおそらく「偽りの」罪に関係している。しかしながら、彼は次のように述べている。「内的自己を「真正な」罪あるいは本当の罪の源泉とみなすことは注意深く避けねばならないであろう」（DS: 93/tr.: 122）。別の箇所には、レインが胸の内に抱いているものを少なからず明らかにするコメントもある。無数の偽りの自己体系に巻き込まれていた若い男性の精神病者を記述している症例検討（「症例ピーター」、DS: 120–133/tr.: 162–182）の後、レインは次のような見解で締めくくっている。

> 罪は沈黙のうちでの〈存在〉それ自身の呼び声である、とハイデガーはいう。ピーターの本来的な罪と呼びうるものは、自身の非本来的な罪に彼が降伏したことであり、自分自身でいないことを生の目的としたことである。

したがって、レインの考えでは、真正《ジェニュイン》な罪は人が本来性を放棄した結果生じることになるようだ。真正《ジェニュイン》な罪は、ある心理的構造（たとえば超自我）に変わらず据えつけられているという意味での心理学的な現象ではない。それは、自分の可能性を実現する方途に関連して生起するものなのだ。

(DS: 132/tr.: 181)

レインが実存主義思想から受けた影響について概観したが、そこからレインが折衷主義であり浅薄であると結論づけるのはたやすいことであろう。しかし、けっしてそうではないのだ。サルトルがレインの仕事に対して特別に多大な影響をおよぼしたことを示すことはできるが、それでもレインにはサルトル流の精神科医になるつもりはない。彼は、ハイデガーにならって、ハイフンを使った用語（世界-内-存在や対-他-存在など）を用いる趣味が認められるが、[5] ハイデガー流の精神科医になろうともしていない。レインは自分なりの言葉遣いを発展させるために多様な出典から考えを借用した。この言語には相当説得力があり、曖昧であることも多い実存主義の専門用語と具体的な症例記述とを結びつける能力がレインの大きな強みである。実際、彼は、一部の大陸出身の実存主義精神科医よりもはるかに、哲学にうるさいようには見えない。

Ⅵ　英国精神分析からの影響

レインと実存哲学の関係はきわめてシンプルである。彼はその基本精神に同意しているが、そのうえで哲学上ではなく臨床上の目的に照らして自在にアイデアを借用している。しかしながら、レインと精神分析の関係はもう少し複雑である。

グラスゴーからやってきたレインは精神分析インスティテュートで精神分析のトレーニングを受け始めた。彼は分析を（チャールズ・ライクロフト Charles Rycroft に）受けた。そして、仕事に関しては二人の経験豊富な同僚（マリオン・ミルナー Marion Milner とD・W・ウィニコット D. W. Winnicott）にスーパーヴィジョンを受けた。また、彼は、かねてから精神分析的な指向性をもつクリニックであったタヴィストック研究所で雇用された。数年間にわたってレインは、精神分析エスタブリッシュメントの精鋭たちと親しく交際した。[6]しかし、彼は訓練を受け修了したにもかかわらず、そのキャリアには十全にその教義を信奉した節が見受けられず、彼は常々、教義に対して深い疑念も表明していた。たとえば、いくつかの点で、精神分析に対するレインの姿勢の特徴を示すコメントがひとつある。女性患者の症例において事実関係が提示されたあとで、彼は次の発言で議論を開始している。

ヒステリーに関する、いわゆる古典的精神分析理論をこの患者に積極的に適用するならば、この女性は無意識の内に父親とリビドー的に結合しているということを示そうとしている、となるだろう。結果として、彼女は無意識的な罪責感に加えて、無意識的な処罰欲求そして／あるいは処罰される恐怖を抱いていることになろう。彼女は父親から離れて永続するリビドー的関係を発展させることができていない。その事態は最初の見解を支持するように思われるだろう。くわえて、父親との同居を決め、いわば母親の位置に取ってかわり、二八歳の女性なのに、実際に父親のことばかり考えながら日がな一日を過ごしている事実がある。死の床に伏していた母親への献身は、母親への無意識的両価性に対する無意識的罪悪感の影響も一部あるだろう。そして、母親の今際の際に生じた不安は、母親の死を望む無意識的願望が実現する際に生じた不安であるであろう、など。

(DS: 56/tr.:72)

この発言が精神分析の考え方を戯画化しているのは明らかである。レインは、この発言に馬鹿にしたような脚注をつけ加えている。そこでは、「見たところ「ヒステリー的」な症状形成についてのきわめて価値ある精神分析的貢献として」、クライン派理論の重鎮であるハナ・シーガル Hanna Segal の論文を読者に紹介しているのだ。

精神分析に向けられるこのような嘲笑は『ひき裂かれた自己』ではそこまで頻繁に見受けられない。しかし、数少ない箇所から、不満がいくつかあるのは明らかである。レインの見解によると、精神分析の言語は精神医学の言語とまったく同様に患者を疎外するという罪を犯しているのだ。「無意識」という分離した領野を語ったとしても、別の分割《スプリット》が導入されるだけである。先ほど議論された患者について、レインは次のように語っている。

> この患者の生活における中心ないし枢要な問題が、彼女の「無意識」の内に発見されることはありえない。その問題はむき出しのままそこにあり、彼女にしても、私たちにしても、見ることができる（とはいえ、この患者が自分自身について認識できていないことがたくさんあるといえないわけでもない）。
> (DS: 56/tr.: 73)

レインは精神分析のメタ心理学を拒絶している。レインは実存主義に傾倒しており、そのため、メタ心理学を受け入れることができないのだ。彼の罪の問題の取り扱い方を見れば、このことは明らかである。精神病経験の核心にあるものは、無意識的罪やほかの無意識の要因とは無関係であり、存在論的な安定の原初的欠如に由来している。偽りの自己が存在論的な不安定に対処するべく引き続き発展し、精神病者は非本来的な生に置かれることとなる。この事態から、罪が生成される。この意味で罪は、ある意味、精神病の発展と同時に生じるのである。換言すれば、心理的な苦境ではなく、実存的な苦境なのである。精神分析から実存主義への移行は、心理学的意味での「内面」から精神病者がみずからの世界と相互作用する空間への移行でもあるのだ。

精神分析との意見の相違にはもうひとつの系列がある。その系列はレインの考えにハリー・スタック・サリヴァン Harry Stack Sullivan が与えた影響に由来している。サリヴァンは、一九三〇年代および一九四〇年代に活躍した米国精神医学の重要人物であり、その影響は相当なものであった。サリヴァンと精神分析（およびクレペリン）の関係は、レインがとるようになった立場と似ていた。サリヴァンが表舞台に登場した頃の米国精神医学は、クレペリンとフロイトの教義が創った束縛に囚われていた。両者とも統合失調症を治癒不能であると考えていた。その理由は、統合失調症が変性器質疾患であること（クレペリン）、ないし統合失調症者が転移を形成できないこと（フロイト）であった。サリヴァンのクレペリンに対する批判は、クレペリンが患者の人生という文脈を理解できていないことに焦点を当てていた。また、サリヴァンは、対人空間よりも「内的」現実に特権的地位を与えた咎でフロイトを非難した。精神病患者への新たな心理療法的アプローチと多数の理論的仕事を系統的に発展させることで、サリヴァンはこの事態を打破した。

しかしながら、レインは精神分析を大いに批判しているが、ある面では精神分析の識見に従っている。たとえば、本当の自己と偽りの自己体系のあいだの区別は、概略においてウィニコットの著作にあるものと同じである。精神病の発展に関するレインの見解は、大部分が精神病患者と作業をしたほかの分析家たち――フリーダ・フロム＝ライヒマン Frieda Fromm-Reichmann、ハリー・スタック・サリヴァン、パウル・フェダーン Paul Federn、ジョン・ローゼン John Rosen の見解に合流する。またレインは中間派の分析家たちの理論にもたびたび言及している。[7] しかし、なによりもレインは、正気と狂気が家族の文脈のなかで幼少期に始まるという精神分析の基本的主張に同意しているのだ。彼は、未解消のエディプス葛藤（より正確にいうと、精神病の症例であれば、前エディプス期の障害という観念）というフロイト派の経路にしても、メラニー・クライン Melanie Klein の生得的な妄想‐分裂ポジションにしても、奉ずることをしない。見るところ直接的な影響はなかったようだが、レインの考え方はウィニコットの促進的環境という考えと軌を一にしている。[8] レインは存在論的に不安定であることの温床を家族／母親が世界における最初の安全感を子どもに与え損なうことに位置づけているのだが、その点が類似している。レインは、生得的な生物学的要因がいくらかある可能性についても認めている。その要因のせいで、赤ん坊の充足を求める能力に差が生じ、子どものニーズが満たされがたくなるのである。しかし、こうした能力の発達を促進するのか、あるいは妨げるのかは、母親と家族状況全体次第なのである。

> 存在論的な安定という原初的発達段階の達成に向かって、子どもに生来賦与されていると思われる遺伝的に規定された傾向を、促進したり「強化」したりするのではなく、阻害するような母親のありようがいくつか存在しているのだろうか。母親だけでなく家族状況全体も、他者‐とともにある‐自己として、子どもが共有された現実世界に参加する能力を促進せずに、むしろ妨げるかもしれない。
> （DS: 189/tr.: 266）

狂気の診断が最初にくだされるのも家族内である。レインは精神病の発展のなかにあるパターンを見出した。「良い‐悪い‐狂う good-bad-mad」脚本である。「良い」時期には、子どもはけっしてあれこれ要求せず、おとなしくしており、まったくもって問題を一切起こさない。それから、「悪い」期間に入り、暴力行為が噴出する。たいてい、母親や父親、あるいはその両方に対する激しい非難が長広舌という形で起こる。子どもは良い子から悪い子になる。この時点で、子どもの具合が悪いのだろうと判断した両親は、専門家たる精神科医を受診する。診断がくだされ、いまや子どもは狂っていると認定される。子どもがどのように世界を体験していたのかについて再定式化する際に、状況をめぐる単純な本図式に依拠するならば、次のようになろう。当初、子どもの要求は認識されておらず、その結果抑え込まれていた。反応として、子どもは一連の偽りの自己体系を発展させ始める。この自己体系は黙従し、問題を起こさない良い子という印象を創り出す。ある時点で、たいてい青天の霹靂のごとく本当の自己が、抑制する偽りの自己から、そして当の偽りの自己を育む両親による同じく抑制的影響から、解き放たれようとする。両親は、子どもをコントロールしていること、子どもの息を詰まらせていること、子どもが生きることを許さないことで非難される。この事態が到来すると、両親は衝撃を受け、忘恩の徴として受け取る。あれほど良い子だったのに、このように不公平で不合理な非難を浴びせるとは何事か？　理解できない。そこから、すぐに次のような考えにいたる。ただ単に悪い子になったのではなく、子どもは具合が悪いのだ。そこからもう一歩だけ歩を進める。精神科医が呼ばれ、精神科キャリア psychiatric career が始まるのだ。

Ⅶ　「本当の自己」とは

レインと精神分析の関係について分析をさらに進めていくと気づくことがある。それは、いくつかの点で、実存主義へのレインの移行が問題を異なる領域へ移動させているのではなく、むしろ単に価値を転倒させている、ということだ。その意味で、レインは心的内面性という精神分析の観念を保持しているとはいえ、その観念に異なる価値を帰属させている。「本当の自己」という考えにおいて、この事態は明白である。

自己には、それが「客観的要素に関与しない」限り、なんでも夢見て想いめぐらせる自由がある。客観的要素と関係がなければ、それ自体なんにでもなりうる——自己は、無条件の自由、力、創造性を有している。しかし、その自由と万能は真空のなかで行使され、その創造性は幻影を生み出す能力に過ぎない。「内的」自己が理想として抱く内的誠実、自由、万能ならびに創造性は、それゆえ、自己の二重性、真の自由は一切ないこと、完全なる無力と不毛という苦痛に満ちた感覚が同時に存在することによって、無効となる。（DS: 89/tr.: 117: 強調は原著）

レインの「本当の自己」という考えは、必要な変更を加えたうえでの無意識という考えと同一である。というのも、それは、本質的で不変でありながらけっして直接的には観察・体験されない内なる核の周囲に形成される自己性という着想なのである。フロイトは、この本質的存在を野蛮な本能的領野と考え、抑制する必要があるとした。レインによれば、自己、つまり本当の自己は、誠実、自由、創造性に恵まれている。この本当の自己に関するレインの仮定は魅力的であるかもしれないが、彼が異議を唱えるフロイト派の無意識と比べると、その理論的基盤はまったくもって脆弱である。ひいては、偽りの自己が剝ぎ取られるとすぐにでも開花せんと待ち望む現実自己が存在しているかのような錯覚を与えかねない。現実では、そのようなことはおそらく起こらないであろう。精神病者は、パッチワーク状になっている偽りのパーソナリティを取りのぞき、自分の世界を構成する言語を借用したとしても、自分が自由や創造性と無関係な無を見つめていることに気づくのが関の山であろう。

後年、この問題は、まったく異なる形ではあるものの、レインの思索に再び登場する。

Ⅷ　統合失調症者の現象学的実存分析

どの仕事を取り上げても同じことだが、『ひき裂かれた自己』にどんな批判でも向ける人がいるだろう。だが、だからといってレインの論評に備わる類い稀なる性質を貶めることなどできはしない。精神病者の世界に関するこの実存主義的・現象学的分析は、精神医学の古典であり、少なくとも英語圏では比類なき文献である。透徹した文体で本書は書かれており、その相異なる知的な影響――精神病理学や精神分析、実存主義、精神病の発展の分析、専門職批判――を流麗な語りで展開させている。当該分野において、『ひき裂かれた自己』は、おそらく、専門職ならびにそれ以外の人びとにも等しく、最も幅広く読まれた本であろう。本書が莫大な成功を収めている理由のひとつは、精神病者が体験しているように世界を理解することを強く訴えていることにある。論評などでレインの筆致の背後にある感受性と洞察を伝えることは不可能である。神経衰弱に何度か陥った心理学者である私の友人は、たび重なる入院を体験し、ほとんど考えうる限りの精神疾患の診断を受けた。その彼が私に話してくれたことには、「多数の書物を読んでみたが、ただレインひとりだけが自分のことを語っており、その他の人びとはみな自分の病気について語っていた」とのことである。おそらく、この反応は珍しい例というわけでもないだろう。本書のなかにみずからの姿を認識する入院患者がほかにも多数いるに違いない。レインが提示している症例は鮮烈であり、彼の共感は明らかである。

最終章「廃園にたつ影――ある慢性分裂病者《ママ》の研究」は最も印象的である。その研究は統合失調症と診断され、九年間にわたり入院していた二六歳女性の分析である。彼女はほとんど「治療」を受けていなかった。

ひととおりのインシュリン〔療法〕を受けただけで、それ以後は病棟でひたすら無為に過ごしていた。彼女はひきこもり、近寄りがたく、幻覚を体験していた。「臨床精神医学の用語を用いれば、彼女は、離人症、現実感喪失、自閉、虚無妄想、迫害妄想や万能感に苦しめられていた。彼女は関係念慮や世界没落空想をもち、幻聴や感情鈍麻などを体験していた」(DS: 178/tr.: 250)。彼女の存在は相当に断片化しており、その様子をレインは次のように記述した。「カオス的な非実在に近づきつつある状態で生－内－死的実存を生きている」(DS: 195/tr.: 275)。レインは、彼女の家族と面接した。そして本症例を分析する過程で、彼は「良い－悪い－狂う」パターンを提示した。

なによりもまず、レインの患者への感受性に心打たれる。彼はバラバラになった存在の現象学的分析を提供している。そしてこの分析を通じて、レインは彼女の見たところ了解不能な発話、すなわち統合失調症に特有なあり方を見通している。彼女は、意味不明であり、支離滅裂な発言の寄せ集めに思われる事柄をよく話していた。彼女は自分のことを一人称で語ることもあれば、二人称で語ったり、三人称で語ったりすることもよくあった。自分は「西洋の太陽」であると主張した。あるいは「テイラー夫人」を自称した。長期におよぶ分析のなかでレインは、こうした支離滅裂な言動が、それぞれ別個に見える分離した部分へと解体したパーソナリティを反映していた様相を示している。きわめて正確な意味を有する発言もあった。たとえば、家族面接をおこなうなかで、レインは次のことを見出した。母親は、ジュリーを妊娠したことについて「待望の妊娠であったが、期待どおりの妊娠ではなかった」と説明した。その意味するところは、予想外の accidental 妊娠であり、母親は息子 son の妊娠を望んでいた、ということである。それゆえ、ジュリーは「西洋の太陽 occidental sun」であった。ジュリーは、母親が自分を注文仕立て tailor-made したと感じていたため、「テイラー夫人 Mrs Taylor」だったのだ。概して、彼女は心理学的にはまったくの荒廃状態像を呈していた。

レインは、彼女がそうした状態に陥った主要因を次のように考えている。

> 思うに、この時期［「悪い」段階］が有する統合失調症要因のなかで最大のものであるに違いない事柄は、母親に対するジュリーの攻撃でもなければ、いわんやジュリーへの母親の反撃でもなく、正否にかかわらず、彼女の視点から、なんらかの意味を理解できる人、もしくは、理解しようとする人が、彼女の世界にまったくいなかったということである。（DS: 192/tr.: 271）

夥しい精神病症状のなかで、レインがこのシンプルな要因を注意深く見つめる様子は興味深い。ここからも、彼がこうした悲惨な状態の患者とラポールを築くことができる理由がわかる。さらに、読者はこうした状態の報告に触れ、心動かされるのだが、そのことが並外れた共感の証である。[9] レインは、余人の理解のおよばないことを実によく理解できたのだ。そして、純粋で曇りのない眼差しの賜物なのだが、彼が理解したことはきわめて端的であった。

〔原 注〕

［1］精神医学で最も野蛮な発明品である電気ショック療法とロボトミーがファシスト政権下の国々で始まったのは単なる偶然なのだろうか。前者はムッソリーニ政権下のイタリアでウーゴ・チェルレッティ Ugo Cerletti が開発し、後者はサラザール政権下のポルトガルでエガス・モニス Egas Moniz が開発した。

［2］とくに一九世紀の精神医学の発展を扱った著者のリストは長大である。ハンターとマカルピン（Hunter and Macalpine, 1963）、スカル（Scull, 1982）、スカルタンス（Skultans, 1975）が主要なテクストである。

［3］精神障害者のケアを医学的に管理するという問題を検討する特別委員会が設置された。非専門家であるメンバー

は次のように語った。

彼ら［医者たち］はあらゆる階層の人間のなかで最も不適当な人種であると思われます。まず第一に、私がこれまでおこなってきたあらゆる調査から、医学は精神疾患にほとんど、ないしまったく効果がないことがわかりました。そして、医学が選択される理由として挙げられているのは、せいぜいのところ当該の疾患に治療を施すことができるという自信ぐらいなものであることに得心がいきました。彼らはみな、多かれ少なかれ利害関係者です。公的機関や私的施設を精査すると、医療従事者がこうしたさまざまな医療機関《エスタブリッシュメント》からなんらかの利益を引き出しているという強い印象を拭うことはまったくできません。……したがって、利害関係者［を］管理者や監督官に据えることは、考えうる限り最大限に有害であると思います。（Treacher and Baruch, 1981: 127/tr.: 216）

［4］最も関連性の高い書籍は次に表題を挙げる。『存在と無』（Sartre, 1962）、『存在と時間』（Heidegger, 1962）、『知覚の現象学』（Merleau-Ponty, 1962）、『死に至る病』（Kierkegaard, 1954）、『存在への勇気』（Tillich, 1952）、『世界内存在』（Binswanger, 1963）、『生きられる時間』（Minkowski, 1970）、そして重要な論文集である『実存——心理学と精神医学の新しい視点』（May et al., 1958）。

［5］レインは、ハイフンを使った用語に対して嫌悪感を露わにした。「そこにあるのは、すでに粉々になってしまったパンプティ・ダンプティのようなものであって、いくらハイフンで結んだ語や複合語を用いてみても組み立てることはできないのだ。たとえば「精神－物理学的」「精神－身体的」「精神－生物学的」「精神－病理学的」「心理－社会的」など」（DS: 20/tr.: 18–19）。しかし時折、レインはこれらと似たような言葉を用いている。出所が異なるとはいえ、この点で、レインは平易な英語表現にそれほど忠実とはいえない。その平易な英語表現こそが、レインの仕事を提示する際に心がけられていたことであり、『ひき裂かれた自己』の魅力となっていたのだが。

［6］レインは、『正常なる狂気』（Mullan, 1995: 143–161）のなかで、タヴィストック・クリニック時代とみずからの訓練について語っている。

［7］中間派 Middle Group は、アナ・フロイトとメラニー・クラインとのあいだのいくぶん激した分裂の末に形成された非公式の分析家集団を指す。彼らは論争において中立を保ち、後の「対象関係」アプローチを発展させた。ハリー・ガントリップ Harry Guntrip、ロナルド・フェアベアン Ronald Fairbairn、マリオン・ミルナー、マイケ

ル・バリント Michael Balint は、第一世代のなかで最も著名であった。いくつかの点から、ウィニコットはこのグループの中心人物と考えることもできるだろう。

［8］レインの考えとウィニコットの考えの類似点は明らかである。とくに本当の自己と偽りの自己という考えは共通している。しかし、晩年のインタビューで、レインは、ウィニコットの著作に触れる前にみずからの基本的な立場は確立されていたと主張した。たとえば、彼の説明では、本当の自己と偽りの自己を区別したのは、ハイデガーの本来性と非本来性という概念を翻訳する試みであった（Mullan, 1995: 152）。レインが自身の受けた影響について率直である以上、この主張を疑う理由はない。

［9］レインは数十年後のインタビューでこの症例について言及した。彼自身の見解によれば、まさにこの患者との関係性が「本書の核心である」（Mullan, 1995: 266）。

第3章　結ばれ

I　対人関係への関心

レインは、グラスゴーの精神科病院の在職期間に、『ひき裂かれた自己』の執筆に着手し、ほとんど書き上げていた。本書一冊のなかに、レインの仕事が有する全側面が網羅されている。彼の次なる役職は、ロンドンのタヴィストック・クリニックであった。このクリニックはまったく異なる設定であった。タヴィストックは当時（そして、現在も）外来専門機関であった。そして、レインには、それまで精神科病院で出会っていたような患者との接触がまったくなくなった。この新しいポストに就いているあいだ、レインの時間は外来患者との臨床作業と研究にひき裂かれた。

『ひき裂かれた自己』を執筆する際、その中心にあるのは、統合失調症者はその内的可能性が破壊されてしまった人であるという考えである。本書は、この内的荒廃の分析を提示している。レインがタヴィストックで手がけた研究では、別の事柄、すなわち対人コミュニケーションのパターンと対人知覚のパターンに焦点が当てられた。この新しいアプローチを主導する考えは次のようになる。人を対象とした研究は、社会的文脈、とりわけ家族から切り離しておこなうことなどできるはずがない。精神医学的問題を抱える人の研究に着手する際には、こうした考えはことさら重要である。というのも、なんらかの障害があるとして、それは当事者がその渦中にいるコミュニケーションのネットワークにまつわる障害であるからである。換言すれば、いわゆる精神医学的「疾患」というものは、ひとつの内的事象ではなく、人びとが互いに知覚しつつ相互作用する様態なのである。

『ひき裂かれた自己』のなかに、こうした研究主題の兆しがすでにはっきりと見てとれる。本書でレインは、精神病の診断が精神科医と患者の出会いのもたらす影響以外のなにものでもないという説得力ある議論を展開した。レインにとって次のことはもとより明らかであった。人が「伝染させる《キャリー》」定義可能な疾患として統合失調症を語ることについてはいかなる正当な根拠もない。精神医学的疾患は、二人、あるいはそれ以上の人間のあいだの関係のなかで宣告される。しかしレインは、『ひき裂かれた自己』ですでに示されていた考えを発展させるに留まらなかった。彼は視点を変えた。処女作で「正気なのか精神病なのかは、一方が正気であるとの合意を共有する二人の人物のあいだに生じる連言と選言《ディスジャンクション》の程度から判断される」(DS: 36/tr.: 43)と彼は論じた。議論はこの道筋に沿ってさらなる展開を見せるのだが、そこには特殊な意味もある。早い段階からレインは、なんらかの精神病のようなものの存在を認めていた。したがって、精神病者が世界を体験する様式を通じて、二人の人間のあいだに分裂《ディスジャンクション》が誘発される、と彼は理解していた。しかしながら、精神医学の方法論的不備のため、この問題を取り扱うことができなかった。自分の研究の次段階で、レインは精神病経験という観念を完全に棚上げした。その結果、精神病者の「内的世界」を分析する試みはその一切が放棄された。そのうえ、彼は実存主義からも離脱する。もはや「本来的罪」や本当の自己は語られなくなる。『ひき裂かれた自己』後に上梓された著作『自己と他者』では、実存主義的・現象学的伝統に対する言及がほとんど認められない。レインは一箇所のみ重要なコメントをしているが、これを読めばその変化は一目瞭然である。

> 空間というものは、幾何学的なものであれ隠喩的なものであれ、大人のそれも子どものそれも、常になんらか、他者の影響を介して高度に構造化されている。このことは「常識」であり、自明の理であるが、空間の現象学がこの点に正当な評価を与えることを怠るならば、この点について述べることが必要になる。

さらに、レインはこの件に脚注をつけ加えている。

> 私がとくに言及しているのはミンコフスキーの先駆的研究である。同じ批判がビンスワンガーにも当てはまる。
> (SO: 135/tr.: 166–167)

ここの部分に、レインの心境の変化がうまく集約された形で表現されている。初期の仕事には、現象学派の精神医学者から受けた影響がかなり顕著に認められた。しかし、いまやそうした精神医学者は、私たちの生における他者の行為の重要性を無視していると批判されているのだ。したがって、レインは、『ひき裂かれた自己』では統合失調症に罹患する人などおらずむしろ統合失調症である人がいるのだと論じているが、『自己と他者』ではこの見識がもはや妥当ではないと考えているようだ。というのも、人のあること-性はその人が渦中にいる現実に生じたコミュニケーション次第なのだ。「自己性」という概念は、処女作ではたしかに肝心要であったのだが、このコミュニケーションのネットワークに溶解している。「現象学」という言葉は依然として登場しているが、その頻度は少なく、以前とは異なる意味合いで用いられている。レインのプロジェクトのこの段階にあって、彼は関係の現象学、つまり社会現象学について語ろうとしている。『自己と他者』は『ひき裂かれた自己』の翌年早々に出版されたが、こうした方向転換について、前もってかなり詳細に説明されている。人間実存の本質をその人の「内側」に置こうとする試みに異議があることを強調するかのごとく、レインは冒頭に「幻想と経験」と題された章を置いている。本章は、精神分析、より厳密に述べるとメラニー・クラインのグループ内部で発展した「無意識的幻想」という観念を扱っている。レインが実際に吟味しているテクストは、スーザン・アイザックス Susan Isaacs の論文「幻想の性質と機能」(Isaacs, 1952) である。本論文は、この特定の分析家集団の理論的立場を公正かつ簡潔に説明している論文と目されている。レインがクライン派の理論的スタンスを考察しようとしたのは驚くにあたらない。というのも、彼自身クライン派から精神分析の訓練を受け、彼が最も関与したのがまさに本グループであったからである。

無意識的幻想という観念を最初に膨らませたのはフロイトであった。そして、当観念はクライン版の精神分析の重要な特徴となっていった。幻想は無意識的な過程の原初的な内容であり、心的活動に絶えず影響をおよぼしている。幻想は、私たちと現実との関係を形作り、精神障害の核に存在している。アイザックスの論文は人目を引く視点をひとつ遺した。彼女は特定の綴り(「幻想 phantasy」)を導入したのだが、幻想は空想 fantasy に関するありふれた理解と区別されている。[1] アイザックスが無意識的幻想をひとつの経験様式とみなしているのをその主たる理由として、レインはアイザックスの説明に目を向けている。その経験は無意識的なものであり、それゆえ主体に知られることはない。とはいえ、その経験が存在することは他者によって推測可能である、というのが彼女の見解だった。この図式に対するレインの異議の骨子は次のようである。

この図式は、一連の二元性を取り囲むように組み立てられている。アイザックスのテクストを精読し、レインは、彼女の説明のいたるところにいくぶん謎めいた変遷が存在することを示している。つまり、内的世界から外的世界へ、精神から身体へ、摑みがたい想像の産物から取り扱い可能で触知可能な経験への変遷である。この変遷は転換や取り入れ、投影などの一連の機制によって説明されているが、レインはこうした「機制」ではなにも説明されず、問題をさらに曖昧にするだけであると考えている。レインにしても、人びとがあれやこれやのときに、意識していない物事があることを十二分に承知しているのだ。しかし、レインは、無意識という観念に頼るかわりに、人びとが「粗雑に」分割《スプリット》されており、それゆえに、必ずしも自分自身とうまくコミュニケーションがとれなくなっていると論を進めている。分割《スプリット》は永続的なものではない。時として人びとは、物事を意識しておらず、あとになってからしか思い起こすことができない。分割《スプリット》が修復されれば、人びとは意識することができる。つまり、「分割《スプリット》が現在において解消されるならば、記憶は常にある程度現存する」(SO: 32/tr.: 31) のである。しかし、分割《スプリット》は常に存在しているのだ。「厄介なのは、ある扉は開かれているのに、別の扉は閉ざされていることである」(SO: 32/tr.: 31)。

レインがこうした現象をどのように考えているのかを正確に解明することは容易ではない。というのも、彼には、あまり文章を推敲したり、論旨を展開させたりせず、単純に素早く述べる傾向があるからだ。たとえば、記憶は、蓄えられたイメージの内的貯蔵庫というより、むしろコミュニケーション・プロセスと結びついているという考えなどたいへん興味深く、「自己性」という領野から踏み出さんとするレインの試みともたしかに符合している。しかし、レインはそう述べるに留め、次の話題へ移っている。さらに彼は、記憶の問題を対人関係の領域に据えている。

> ある種の人びとは「人あしらいのこつ way with them」を心得ているものらしく、そのためどういうわけかそうした人びとのいる前で他者は、いつもはよく忘れる事柄を思い出すことができるようだ。また、想像しているあいだに、自分たちが想像しているということ、および自分たちが何を想像しているのかということを知っているようである。
>
> (SO: 31/tr.: 31)

この「人あしらいのこつ」とは何か。それについてレインは詳細に説明していない。ただ、彼の別の発言から明らかとなるのだが、こうした人びとは、いわばコミュニケーションの道筋を開くこつを知っているのである。レインによると、「「無意識」とは、私たちが自分自身に対して、あるいは、互いにコミュニケートしないものである」(SO: 32/tr.: 31)。

私たちがコミュニケートしたり推察したりしているのはなんなのだろうか？　それはひとつの経験である。経験には種々雑多な様式が存在する。考えること、感じること、想像すること、空想すること、夢見ること、想い出すこと、知覚すること、そのすべてが異なる経験様式である。私は自分を直接的に体験できるのだが、一方でこれは他者の経験には当てはまらない。私は他者にアクセスできない。それゆえ、彼ないし彼女の経験を直接には体験できない。他者は私に経験をコミュニケートできる。私は誰かの経験を推察できる。あるいは経験を他者に帰属させることもできる。経験という舞台は、私的なものでもありうるし、公的なものでもありうるのだ。ただし、両者の境界は、流動的であり、揺れ動くことも多いのだが。

Ⅱ　『自己と他者』の概要

『ひき裂かれた自己』とは異なり、『自己と他者』を読むのは骨が折れる。おそらく、この読みにくさは、レインがこの研究以降、「実存」という概念を「経験」という概念に切り替えていることに起因しているのかもしれない。さらに「実存」概念は、単純なものでも均質なものでもないのだが、レインの説明のなかでは終始一貫している。その主たる理由は、レインが実存概念を個人の隔絶された世界に限定したから、およびほとんどの場合、現象学と実存主義の枠組みのなかで実存概念が考えられていたから、であった。「経験」については大きく事情が異なる。経験は、英国経験主義の伝統に由来する概念なので、現象学とは無関係である。レインは経験を、さまざまな角度から理解し、人びとのあいだで起きる事象ほぼすべてを含み込む概念とした。しかも、『自己と他者』には、連なっていく語りもなければ、特定の線に沿った論旨の説明もない。レインは一連の言明を通じて、自説を披露しているが、その言説は段落から段落へただ進行するのみである。『自己と他者』の内容を簡潔にまとめようとするならば、私たちには経験の網目が残される。経験の網目には、私的なものも公的なものもあり、その一部はコミュニケートされ、ほかの一部は隠されたままである。

本書は二部構成である。第一部では経験のさまざまな様態が取り扱われている。こうした経験様態は個人の心的生活内で展開している。もっぱら取り上げられる三つの様態は、夢見ること、幻想すること、想像することである。一方の経験様態から他方に移行することで、つまり一方を他方と張り合わせることで、私たちはなんとか葛藤を回避する。すなわち、私たちは、ごまかし、逃れ、自慰的生活を発展させるのだ。そして、私たちは間違った思い込みをすることも多い。

誤っているのは、内容ではなく、カテゴリーである。私たちは経験の内容を意識しているが、それが錯覚であることを意識していない。私たちは影を見ているのだが、それを実体と取り違える。この事態と密接に関連するカテゴリーの誤りは、経験の様態を混同することである。(SO: 38/tr.: 40)

「死の冷たさ」と題された第一部最後の章は、感動的な女性症例である。彼女の想像すること、幻想すること、夢見ることは精神病と一体化している。彼女は、自分が死にかけていると思い込んでいた。

彼女の目には、自身の皮膚は死に瀕した蒼白色に映った。手指は不自然に青く、ほとんど黒に近いのだ。心臓はいつなんどき止まるかもしれない。骨はねじれて、粉々になったように感じられた。肉は腐敗しつつあった。(SO: 70/tr.: 82)

結局のところ、こうした経験はすべて、彼女が他者に目撃したことを自分の身体に描くようなものだった。彼女の皮膚の色は、結核で死の床に就いていたきょうだいの皮膚と同じ色合いであった。黒く青い手指は呼吸停止発作状態での自身の赤ん坊の顔とまったく同じ色合いであった。心臓の停止は妊娠期間中の赤ん坊の状態であった。そのとき、事態が悪化していることについて不安を抱いていたのだ。また、ねじれた骨は、重篤な関節炎を患っていた母親の骨のことであった。本エピソードは五ヵ月間持続した。そして、その病状から抜け出したあとに、彼女は次のように本エピソードを説明した。「隠喩の状態で生きていたように思います。象徴のタペストリーを織って、そのなかに住んでいたのです」(SO: 73–74/tr.: 86)。

『自己と他者』の第二部では、私たちが経験を互いに帰属するものとしているという事実を集中的に扱っている。レインは「誰が何を、誰に、いつ、なぜ、どのようにして帰属させるのかに関して研究するならば、それ自体がひとつの科学である」(SO: 27/tr.: 25) と述べている。欺瞞化[8]や混乱、誤解、偽りの帰属である可能性は際限なくあり、本書の大部分では人間がまき込まれることになるさまざまな様式が探究されている。数章はまき込まれることの形態を表題としている。すなわち、「相補的アイデンティティ」「承認と不承認」「共謀」「擁護しがたい偽りの立場」「帰属と命令」である。このリストのあとに続いて、人が偽りのパーソナリティを獲得し、共謀し、互いを狂気に駆り立てる際限ない様子が説明されている。レインの説明を裏づける臨床素材が多数挙げられており、くわえて彼は心理的な不実と暴力の大探求者二人から例を引いている。サルトルとドストエフスキーである。この二人の著作家から数例を引用し、詳細に論じたあとに、レインは『罪と罰』の例を取り上げ、稿を終える。殺人の直前に、ラスコーリニコフは母親から長文の手紙を受け取る。レインはこの手紙を詳細に分析している。この詳細な分析はとにかくすばらしい。レインは、母親が互

＊8　原語は mystification である。「神秘化」や「欺瞞」と訳出されることが多い。SOでは数箇所のみ登場したが、SMFでは重要な役目を果たす概念となっている。「困惑(した様子)」や「煙にまくこと」、「神秘性」というのが元来の意味である。家族内のコミュニケーションにおいて、両親がオモテとウラの顔を使い分けて「煙にまい」たり、子どもの内面の気持ちを巧みに操作し(たうえでそのこと自体を無効化し)たりすることで、子どもを「困惑」に陥れる行為とその事態を指す。その第一義的な機能は「現状維持」にある。レインはこの見解が、リッツやウィン、ジャクソンら家族研究者たちと通じていることを認めている。SMFのチャーチ家やイーデン家に具体的な例があるので参照されたい。

いに矛盾する一連の言明をラスコーリニコフに示し、彼を実に邪悪な網目にまき込む様子を示している。レインは次のように論評する。「手紙によって是認されるなんらかの方向に動くこと、あるいは手紙のなかに多数認められる相反のなかのひとつの立場を一貫して維持すること、そうするためには、彼は手紙の枠組みのなかで悪意に満ちた邪悪な存在として自己定義される必要がある」(SO: 172/tr.: 218)。レインは自身の分析を次のように結んでいる。

手紙は、いわば彼の内部で炸裂する。彼は、いうなれば、木っ端微塵になる。ドストエフスキーはその瓦礫をいくらか提示している。想像のなかのナポレオン、夢のなかの少年、現実の殺人者。ついに、みずからの罪と罰を経て、彼はソーニャにたどり着き、ドゥーニャは彼の友人ラズーミヒンとともに幸せになる。母親は狂気のうちに死す。(SO: 173/tr.: 218–219)

補遺をのぞけば、この文章が『自己と他者』の結語である。この暗澹たる結語、そして、それに先立つすべての分析を読めば、本書によりふさわしい書名は「他者に反する自己」であることがわかるだろう。というのも、レインの分析において、「と and」の意味するところは「反する against」なのだから。

Ⅲ　ダブルバインド理論との関連について

『自己と他者』、とくに第二部の主題は、タヴィストック・クリニックでレインがおこなっていた対人コミュニケーションの調査と結びついていた。この調査の主たる焦点は家族相互作用の研究であったが、そうした研究はすでに米国で進行中であった。この分野の多分にもれずレインは、カリフォルニアのパロ・アルトでの先駆的研究に負うところが多い。当研究はグレゴリー・ベイトソン Gregory Bateson とジェイ・ヘイリー Jay Haley、ドン・ジャクソン Don Jackson、ジョン・ウィークランド John Weakland による論文「精神《マ》分裂病《マ》の理論に向けて」で報告された。本論文は一九五六年に発表された。この二十数ページの論文で「ダブルバインド」概念が導入された。本論文は多大な影響をおよぼし続けたのだが、それにはもっともな理由がある。というのも、本論文は人間の相互作用を研究するための概念的枠組みを導入しており、この枠組みが非常に実りの多いものであると判明したからである。実際に、家族コミュニケーションをめぐる複雑な事象に関するその後の研究は、たいてい、なんらかの形で「ダブルバインド」の定式化に基づいており、精神分析家にとっての無意識概念と同じくらい、当該分野の研究者にとってこの定式化は重要であるといえるだろう。そうした理由からだけでも、さらにベイトソンらの議論を形作る多くの考え方がレインの説明のなかにも見出しうるという理由からも、ダブルバインドについて詳細に説明する価値がある。

　ベイトソンの調査にある理論的前提は、人間のコミュニケーションがさまざまな水準の抽象作用のもとに生起するというものであった。直接話法、隠喩、ユーモアなどはすべて異なる様式のコミュニケーションである。これらの相違点を明確にするため、ベイトソンはラッセルの論理階型理論に依拠した。この理論によれば、「クラス」という用語と「メンバー」という用語が異なる水準の抽象作用に基づいている以上、あるクラスとそのメンバーのあいだには断絶があることになる。クラスとメンバーは同一の論理階型に属さない。ラッセルは、異なる論理階型のあいだに断絶を仮定していた。しかしながら、人間のコミュニケーションでは、ある論理階型から別の論理階型へ、つまりある水準の抽象作用から別の水準の抽象作用へと移動する複雑な能力が必要とされる。隠喩やごまかし、ユーモアはすべてこれら異なる水準のあいだでの相互作用に基づいている。人間はこのコミュニケーションのネットワーク内部に身を置くのだが、その仕方が私たちのアイデンティティなのである。ベイトソンは次のように述べている。

> 私たちの見解によれば、「自我機能」という用語は、まさにコミュニケーションの様式が自己の内側にあるのか、自己と他者のあいだにあるのかを識別するプロセス、を指している。
> (Bateson, 1973: 176/tr.: 292)

ついでベイトソンは、病理的機能を分析するべく、この見解を適用する。

> 統合失調症者は、こうした機能の三つの領域において弱さを示している。(a) 他人から受け取るメッセージに、正しいコミュニケーションの様式を割り当てることが困難である。(b) 自身が口にしたり、非言語的に発するメッセージに、正しいコミュニケーションの様式を割り当てることが困難である。(c) 自分の思考、感覚、知覚に、正しいコミュニケーションの様式を割り当てることが困難である。
> (前掲：176/tr.: 292)

この観察から次の仮説が導かれた。統合失調症者は、子ども時代のしつけにおいて、当の困難をもたらした特有のコミュニケーション・パターンに次々と晒されてきたに違いない。そこから「ダブルバインド」理論が導かれた。その主たる特徴はここにあるとおりである。

ダブルバインドは、二人以上の人間のあいだで生じる応酬に認められる、特定の組み合わせである。調査者はダブルバインドを家族という文脈で研究した。子どもは「犠牲者」と称され、母親や父親、ないし両親はダブルバインドを押しつける人物とされた。そうした体験は必然的に繰り返し起こることになる。したがって、著者らの提案する理論は、ただ一度の外傷体験に関する仮説ではなく、持続的に反復される外傷体験の結果なのである。その事態に特有の結果として、犠牲者は同じ体験が再び起こるだろうと思うようになる。ダブルバインドはいくつかの構成要素からなる。第一の構成要素は、第一次の禁止命令 primary negative injunction である。

これは次の二つのうち、どちらかの形式をとることになろう。(a)「あれこれをしてはいけない、さもないとお前は罰を受けるだろう」、あるいは (b)「あれこれをしなければ、お前は罰を受けるだろう」。ここで私たちは、報酬追求の文脈ではなく、罰回避に基礎を置く学習の文脈を選んでいる。ことによると、たいした理由もなく、この文脈を選んでいるのかもしれない。私たちの想定によると、罰は、愛情の撤去、憎しみや怒りの表出、最もひどい場合には、両親が表出する極度の孤立無援に起因する一種の見捨てられ、のいずれかであろう。(前掲 : 178/tr. : 294)

著者らはこれに脚注を加えて、罰という観念は、知覚経験を伴うプロセスとして理解されるべきであり、その意味で、外傷という概念以上のプロセスとして理解されなければならない、と記述した。ついで、第二次の禁止命令 secondary negative injunction の登場となる。

第二の命令は第一の命令と対立するものだが、より抽象的水準で起きるため、第二の命令はすぐに認識されることがない。二つの理由から第二次の命令を記述するほうが第一次の命令を記述することよりも難しい。第一の理由は、第二次の命令が通例、非言語的手段を介して子どもにコミュニケートされるからである。姿勢、身振り、声の調子、何かを訴えるようなおこない、言語的コメントでは隠されているほのめかし、これらすべてが、このより抽象的なメッセージを伝達するべく、使用されている可能性がある。第二の理由は、第二次の命令が第一次の命令のどの要素とでも衝突する可能性をもつからである。それゆえ、第二の命令を言語化しようとすると、そこには種々雑多な形式が含まれることになろう。例を示そう。「これを罰とは思わないようにしなさい」「私のことを懲罰人と思わないように」「私の禁止に従ってはいけない」「してはいけないことについて考えるな」「私の愛に疑問をもつな。第一次の命令は私の愛の実例なのだ（あるいは、実例ではないのだ）」など。ダブルバインドが一人ではなく二人から押しつけられる場合には、ほかの例が出てくるだろう。たとえば、一方の親が発した命令を、もう片方の親がより抽象的な水準で否定する場合もありうる。

（前掲：178-179/tr.：294-295）

第二の命令は、第一の命令と同様に、罰や生存への脅しなどによって強化される。これら二つの命令は対立している。とはいえ、命令が異なる水準の抽象作用で生じるため、その対立は認識されにくい。

ダブルバインド状況が影響力をもつためには、明白な第三の構成要素が存在している必要がある。つまり、犠牲者は逃れられない、という状況である。ダブルバインド状況が母親と子どもを必然的に含み込んでいるとすると、当然のことながら、逃げられる可能性は存在しない。しかし、逃走防止の方途がさらにあるのだ。たとえば、情緒的な恐喝や気まぐれな愛の約束などである。

長期にわたりダブルバインド状況が続くと、犠牲者（子ども）は、ついに世界をダブルバインドのパターンで知覚し始める。そして、もはや「ダブルバインドの」構成要素が完全に揃わなくても、パニックや憤怒、そのほか学習された反応すべてが引き起こされるようになる。このパターンが、ダブルバインドを再演する一組の幻聴となる可能性もある。

ダブルバインド状況が長引く際の、最も顕著な影響として、さまざまな様式のコミュニケーションを区別できなくなるということが挙げられる。私たちは、この事態に通常とられる対処方法を病理として理解する。そうした人は、発言の裏になにかあると絶えず考えているかもしれないし（妄想性解決）、発言すべてを軽視して笑い飛ばすかもしれないし（破瓜病性解決）、すべてのコミュニケーションからただただひきこもるかもしれない（緊張病性解決）。いうまでもなく、ダブルバインド状況に対処する方法はこれ以外にもたくさんある。

著者らによる観察には注目に値するものがほかにもまだ少々ある。調査者らは、母親が子どもに対して抱く感情の理由を立証しようとはしなかったものの、母親とその母親の関係が源泉である可能性やほかの要因も示唆している。たとえば、なんらかの理由で子どもが親に親自身の幼少期の状況を思い出させることもありうる。しかし、本論文がコミュニケーション状況の形式的側面のみを扱っている以上、これら重要な要因は実際には検討されていない。注目すべき興味深い事柄がもうひとつある。それは、著者らが、精神科病院が患者のダブルバインド世界を演じていると考えていることである。患者の受ける利益（以上ではないにしても）とまったく同等の利益をスタッフも精神科病院から受けているので、患者は絶えず混乱を生み出すメッセージに晒されている。

ダブルバインド理論をこのように長々と提示するのは、第一に、レインの思索が提示する問題に取り組むうえで私たちの役に立つ理論だからである。いくつかの基本的な点において、レインはパロ・アルトグループの議論にそのまま従っている。[2] さまざまな経験様式に関するレインの概念は、経験のコミュニケーション様式という考え方にレインがとくに関心を寄せている以上、ベイトソンのさまざまなコミュニケーション様式という考えと比較して、ある重要な側面で同一である。コミュニケーションをさまざまな水準の抽象作用で生じるものとして分析する作業をレインはおこなっていない。そして、この意味では、レインの著作にはベイトソンの思考が有する形式上の厳密さが認められない。それでも彼が「この事態と密接に関連するカテゴリーの誤りは、経験の様態を混同することである」(SO: 38/tr.: 40) と述べるとき、基本的にベイトソンの見解を繰り返して述べているのだ。

しかしながら、両者の違いはいっそう明らかである。まず、ベイトソンとその同僚が自分たちの研究対象は病理形成であると確信している一方、レインは人間のコミュニケーション全域をダブルバインドのネットワークないし別形式の欺瞞化と理解しているようだ。詮ずるところ、それぞれの調査をきわめて異なる方向へと導く決定的な違いも存在している。くわしく説明されることはけっしてなかったが、レインの分析に重要な事柄として、ある種の想定が存在している。それは、仮説上の「純粋」で「汚染されていない」出会いが存在する、という想定である。レインがフィリップソンとリーと共同で整えた研究である『対人知覚』のイントロダクションで、レインは次のように書いている。

> 一〇〇年以上前、フォイエルバッハは哲学に枢要な一歩をもたらした。彼は哲学が「私」に専心してきたことを発見した。「あなた」が〈私〉と同じくらい原初なるものであることに気がつく人はいなかった。私たちが利己主義的《エゴイスティック》な観点から理論化を続けている様相は奇妙である。たとえば、フロイトの理論には、「私」(自我)、「私の上」(超自我)、「それ」(イド)があるのだが、あなたは存在しない。一部の哲学者や心理学者、および多くの社会学者は、次のような事実が重要であると認識している。社会生活が無数の私 I's と自分 me's のみで構成されているわけではなく、あなた、彼、彼女、私たちと彼らもそこには存在しており、あなた、彼、彼ら、私たちの経験は、実際のところ、「自分」の経験と同じくらい(あるいはそれ以上に)原初的で魅力的であるかもしれない、と。(IP: 3)

レインは、マルティン・ブーバー Martin Buber にも言及している。彼は、ブーバーの『我と汝』に強い感銘を受けた。「哲学的には、相補的な「あなた」というカテゴリーがなければ「私」というカテゴリーに意味はないと最初に述べたのはフォイエルバッハだったが、この考えを発展させたのはマルティン・ブーバーであった」(IP: 4)。レインは、社会的相互作用に関するフォイエルバッハ流のイメージをプロデュースする意図を明言しており、これ自体は明確である。だが、レインの長々とした説明を読み進めても、「あなた」はまったく登場せず、サルトル風悪魔のような「他者」が登場するのみである。それなのに、「あなた」がけっして登場しないとはいえ、「あなた」はある理想として機能しているようだ。それはまるで、経験の様態が混同されず、相互に認識できるかもしれない出会いが存在しうるかのようだ。『ひき裂かれた自己』のなかに「本来的自己」が登場したのとまったく同様に、今度は、現実にはおよそ起こる可能性がないにもかかわらず、「本来的出会い」を事実と仮定できるのである。

ベイトソンは立場を異にする。彼からすれば、すべてのコミュニケーションにラッセルの論理的断絶はつきものである。ベイトソンは、初期の論文で、「人間の思考とコミュニケーションが常に理想と一致するならば、ラッセルも理想を定式化しなかった――それどころか、できなかった――だろう」(Bateson, 1973: 153/tr.: 262) と論評している。また、私たちが、自分たちのコミュニケーションにおいて異なる論理秩序を絶えず混合しており、異なる様式間で強調点を変え、直接的コミュニケーションからメタ・コミュニケーションへと移行するという事実が存在する。この事実は、コミュニケーションの欠陥の表れではなく、コミュニケーションの豊かさの源泉なのである。ベイトソンはコミュニケーションの病理形態に関する研究で最もよく知られている。とはいえ、実際のところ、コミュニケーションの様式が混同されるベイトソン好みの例が、いわばユーモアと遊びである、というのは偶然のことではない。言葉遊びと統合失調症者の「言葉のサラダ」の違いは、両者がほぼ同じに見えるとはいえ、その内容にあるのではなく、後者の場合、その発言が異常であるという意識が〔当の本人に〕ないという事実にあるのである。ベイトソンはこれらを「ラベルのついていない隠喩 unlabelled metaphors」として言及している。

この点を臨床例で説明するために、『ひき裂かれた自己』へと戻ることにする。本書でレインはクレペリンと患者のあいだに起きたやり取りを分析している。医師は患者を怒らせるような質問を尋ねる。すなわち、患者は自分のいる場所、あるいは自分の名前を尋ねられる。患者は堰を切ったように応答するが、クレペリンはこれを無意味な言動と考えている。続けて、レインは、患者が置かれた状況を理解するならば、患者の全発言が意味あるものとなることを示している。患者の発言を理解する際に、レインは進行していることを分析するだけでなく、患者のコミュニケーションに「ラベルを貼っている」。「彼が、クレペリンの真似をする自分と挑戦的に反抗する自己そのものとのあいだで対話を営んでいることは確実である」(DS: 30/tr.: 34)。クレペリンはこの点に注目しなかった。しかし、私たちは次のように問うこともできそうである。患者は自分の応答がいかに複雑であるかを意識していたのだろうか?　おそらく、ベイトソンならそれは疑わしいとするだろう。

Ⅳ『対人知覚』での研究

レインの著作の大部分が、カップル同士や家族内の対人コミュニケーションをさまざまに分析することで構成されている。レインは、こうした事柄を理解して初めて、包括的な「人間の科学」に到達できると信じて疑わなかった。事実、この言明が『ひき裂かれた自己』の冒頭における論点であった。しかし、本書は、その展開に伴い、精神病者の「内的世界」の実存主義的研究書となっていった。それ以降、レインは「人間の科学」の説明をさまざまに試みるのだが、徹頭徹尾、常に新しい方法が存在している。『自己と他者』の末尾に、レインは補遺「二者の視点のための記号法」を置いた。ここでレインは、人間のやり取りを論理形式で表現する試みを提示している。記号法はシンプルである。たとえば、pは当人を意味し、p→pはその人の自分自身の見方を意味し、p→oはその人の他者の見方を意味している。四つの記号（∨は〈よりよい〉、:は〈比較〉、≡は〈等値〉、≢は〈等値ではない〉）に加えて、レインはある略記法を考案しようとしている。この略記法があれば、レインは、人びとのあいだに生起するやり取りの本質を短縮された形で記すことができるはずであった。したがって、たとえば、「私は彼を愛すると彼が思うと私は想定する」という言説は、o→（p→（o→p））と表現されよう。あるいは、王様pは相手が自分のことをどう考えているのかを本当に知ることができるように、率直かつ正直であってほしいと誰かに望んでいるというのなら、p→（o→p）≡o→pとなろう。この種の記号法は、レインの著作の一部に登場する。タヴィストック出身の二人のセラピスト、フィリップソンとリーと共同で調査した『対人知覚』では、婚姻カップル同士の調和／不調和を調べるために質問票が用いられているのを目にすることもある。これは、婚姻ガイダンス・クリニックでよく目にするようなテストである。

　この記号法に本質的価値があるのかどうかは定かではない。おそらく、比較研究を容易にする程度の価値はあるのだろう。しかしながら、種々の経験を単一の「p」や「o」に還元することで、そうした経験を公正に評価することが可能かどうかは疑問である。疑問はまだある。こうした試みは、『ひき裂かれた自己』に認められる現象学的記述とは反対方向へと進んでいるように見える。どのような形式であれこの種の記号法に手を出したことがある人ならば、記号法がいかようにも解釈されるということを知っているだろう。この体系化された略記法は、科学的であるかもしれないが、レインが非常な説得力をもって異議を唱えた精神医学の職業語と同じくらい人間を疎外するものである。ある論評者はこれを「愛のない現実の愛のない話」(Jacoby, 1975: 145) と呼んだ。

対人コミュニケーションと対人知覚を了解可能なものとする試みがもうひとつある。その試みのなかで、レインは小冊子『結ぼれ』(1970) を上梓した。そこでは誤解の螺旋（レインの著作にたびたび登場するイメージである）が警句の形で提示されている。


ジャックはなにもわかっていない。

ジルの考えでは、ジャックはそれをわかっているはず、となる。

ジャックの考えでは、自分はたしかにそれをわかっており、そしてジルはわかっていない、となる。

ジル自身は次のことがわかっていない。

自分の考えでは、ジャックが本当のところ何をわかっているのか、ということを。

ジャックはジルに語りかける。
　ジャックの考えでは、ジルが何をわかっていないのか、ということを。
ジルは悟る。
　つまり
ジャックの考えでは、

自分は次のことがわかっていないことになる。
それに関しては、自分の考えでは、自分はわかっている。
ジャックがわかっていないのは、
自分のかつての考えでは、
ジャックがわかっていたことなのだ。

(K: 65/tr.: 109)

私たちがどのように眺めようとも、常に、無限に続く無数の螺旋で彷徨うばかりである。

V　ジャン゠ポール・サルトルからの影響と家族研究

フォイエルバッハやブーバー流の「あなた」がまったく登場しない理由のひとつは、レインがなによりも暴力と疎外の源泉を突き止める決意に駆り立てられていたことにある。レインはサルトルのなかに、この決意に向かうインスピレーションを見出した。レインは前々からサルトルに敬服していた。『存在と無』は『ひき裂かれた自己』の背後に存在する考え方に多大な影響を与えていた。『自己と他者』の刊行年である一九六一年、サルトルは『弁証法的理性批判』を上梓した。レインは、本書のなかで、暴力という主題に接近する方法を見出した。彼にとって、その方法は非常に説得力があると思えた。彼は本書に相当魅了されたため、フランスで刊行されて四年も経たないうちに、(デイヴィッド・クーパーと連携して)その時期以降のサルトルのほかの著作も合わせて、本書の概説を作成した。この書籍は『理性と暴力——サルトル哲学入門』と題された。

そのメッセージは暗澹たるものである。資源は乏しく、行きわたらせるには不十分である。それゆえ、人間環境は恐怖や不安、不信で覆われている。〈他者〉は稀少性 scarcity で同定される世界において競争相手であり、〈他者〉は余分で過剰な存在なのだ。〈他者〉は対抗－人間 contra-man、つまり、別の種に属する反－人間 anti-man なのである。「私たちは理解力がある肉食の人間という種である。人間の理解力を了解しく じく種であり、人間の滅亡をその目的としている」(RV: 114/tr.: 161)。人間はひとかたまりの内面化された空想である。人間は恐怖を生み出す稀少感を内面化する。この稀少性への恐怖は、集団の絆の根底にあるのだが、〈私たち〉と〈彼ら〉のあいだを引き裂くものでもある。私たちはこうした構造に満たされている。よって、本物《ジェニュイン》の互恵はありえないのだ。

抽象的かつ純粋で無媒介的な互恵性は、それゆえに、内面化された稀少性によって断ち切られる。必要性《ニード》と稀少性が、行為と道徳というマニ教的基礎を決定するのだ。暴力と対抗暴力はことによると不慮の出来事かもしれないが、不慮とはいえ必然的出来事なのだ。そして、この非人間性を破壊せんとする試みから、結果として、不可避的に次のような事態がもたらされる。対抗－人間の非人間性を逆境のうちに破壊する際に、私にできることといえば、彼の内にある人としての人間性を破壊し、自分の内にある彼の非人間性を認識することが関の山であり、私の目的は、彼の自由を破壊することとなる。それは、別種の力であり、無用の長物である。稀少性が私たちの宿命であり続ける限り、悪を矯正することなど不可能であり、これが倫理の基礎となるほかない。互恵性の非人間化における内面化された稀少性というネガティブな統一性は、私たちの対立という共通分野、つまり多重対立事項のまとまりという対立単位としての統一世界のなかで、私たち全員に再外面化される。そして今度は、私たちは、この統一性を新たなネガティブな統一性のなかで再内面する。私たちは、稀少性に規定された全体世界のなかで生きているという事実によって結びついているのだ。

(RV: 114–115/tr.: 161–162)

レインの説明が、サルトルの七五〇ページにおよぶ大著を一〇分の一の長さにまでに縮小しているという事情が大きく響いているので、この文章を理解するのは容易ではない。レインはサルトルに心惹かれているのだが、その点に関して最も重要なのは、レインがそこに次のようなアプローチを見出したことにある。すなわち、暴力を、個人のなかで反響するものとして、そして集団形成に寄与するものとして、同時並行に理解する、というアプローチである。私というものは他者を破壊するが、この破壊性は「私たち」の基盤でもあるのだ。

前提となる水準では、集団はなんらかの外的目標によって結びついている孤独の集まりである。そのような集団は「集列体 series」と呼ばれる。たとえば、バスを待つ列のような集団がそうであろう。

> 集列体集団にいる諸個人は、くわえて交換可能であるという特徴をもつ。彼らは分離された存在ということにおいてみな同じである。バスの列に待つ人はみな、共通してこの先の目的をもっている。その限り、それぞれ他者と変わるところはない。ほかの点でも、それぞれみな同じである。つまり、交換可能であることや分離された存在であることが同一であるだけではなく、それぞれ他者であるということも同一である。それぞれが他者にとっては同じく他者である。それぞれは過剰なひとりなのだ。
>
> 全員分の空席がない可能性があるために、物質的対象であるバスが集列体の序列を決定する。それぞれが他者にとって余分である。しかしながら、特定の誰が余分であるかは、いかなるア・プリオリな基礎によっても、あるいは個人の生得的特質によっても、決定することができない。いわば、集列体においては、他者であるという事態が

緩和されることはない。それぞれは、自分が他者である限り、他者にとっては他者である。誰も、自分自身では、集列体の序列における自身の位置を定めるための根拠をもたない。それぞれは、他者たちによって、他者たちに働きかける他者とされる限り、他者と同一である。

(RV: 122-123/tr.: 174-175)

バスを待つ列にこれほど深読みできるものかと感嘆するが、論旨は十分明確である。つまり、「集列体」はなんらかの外的目標に従ってまとまっている個人の集まりなのである。あらゆる集団にはその集列体的構成要素が存在している。

しかし、「集列体」としての集団は安定しない。集合する外的理由がひとたび消失すると、集団も消失する。集団の凝集性はその内部機構に左右されるので、結合集団 bonded group となるほかない。絆 bond は「誓約 pledge」を中心に形成される。この誓約は、必ずしも言葉で明確にされないにもかかわらず、メンバーシップの感覚を形成し、集団に背く者など誰もいないということを保証し、集団の各メンバーが内面化した恐怖をコントロールする。

サルトルの思想と出会い、レインは集団力動の新たな研究法を得た。そして、一九六二年の『ニュー・レフト・レビュー』に「家族における集列体と連鎖」[*9]という表題で掲載された論文(『経験の政治学』〈1967〉に若干改変されて再掲)のなかで、このサルトル流の方法が初めて適用されることになる。ほかのあらゆる集団と変わるところなく、家族は「集列体」の特徴をいくらか有している。一例を挙げれば、他者、たとえば隣人が自分たちに関して思ったり、言ったりすることに関心を抱く以外は、家族メンバーが互いにほとんど関心を抱かない場合、であろう。しかし、誓約に基づく別種の結びつきを示す家族もある。レインなら、この種の家族を「連結 nexal」家族と呼ぶだろう。

> 家族はギャングのごとく振る舞い、互いの暴力に対して、相互に保護することもある。それは互恵的テロリズムである。誰かが不適切な行動をとると、それぞれが他者を暴力で脅したり、それぞれが暴力で脅されたりすることに対して、安全‐保護を与えるのである。（PE: 75/tr.: 94）

このような家族観はいささか衝撃的に思われるかもしれないが、レインにはよくあることだ。彼は過激な言葉で自分の意見を表出しがちだった。別の箇所では、レインはこうした家族のことをより簡明直截に記述している。

このような集団に生み落とされた子どもは、既存の権利‐責任、義務、忠誠、報酬‐罰のなかに生み落とされた

＊9　原語は nexus である。メンバー相互の内面化によって形成される統一性を有した集団であり、「共同目的」も組織構造も制度構造さえももたない。こうした集団がまとまるために一次的にセメントのように機能するものを「連鎖」とレインは称した。集団に宿る機能というよりも各メンバーがそれぞれの内面に形作った「しがらみ」であり、この連鎖が機能する限りその集団は統一性を維持する。この連鎖の存在理由はその集団の連鎖自体が捏造する、とレインは指摘する。集団外部に危険や脅威がないとその集団は拡散するため、こうした恐怖を連鎖は生み出す。それは各メンバーがそれぞれ互いにその恐怖を煽り合い互いに保護し合うという具体的な形で現れるかもしれない。レイン（Laing, 1962: 12）は、⑴ 外的世界が異常なまでの危険に満ちているという幻想、⑵ この外的危険に際して連鎖内部での恐怖の生成、という条件により、連鎖が維持されると述べ、連鎖の仕事を「恐怖の発生」、その仕事を「暴力」と指摘している。この連鎖を帯びた家族のことを nexal family と呼ぶ。

のであり、その幼少期に受ける指導の多くは、必然的に、このシステム全体を内面化させようとする両親の技術にひきつけられることになる。

(SMF: 181/tr.: 233)

タヴィストック・クリニック時代、レインは集中的に調査に取り組んだ。彼のプロジェクトのひとつには、子どもが統合失調症と診断された家族におけるコミュニケーションの研究があった。この仕事の成果として『狂気と家族』が出版された。本書はアーロン・エスターソンとの共著であった。本書を読めばわかるが、ベイトソンやほかの家族研究者およびサルトルの影響が合流している。レインとエスターソンは、家族特有のコミュニケーション・パターンの内部では、精神病と診断された者の行動は了解可能となることを示そうとした。このような考え方は、レインが精神病者の振る舞いは「行動の場」内で研究されなければならないと論じた際、『ひき裂かれた自己』ですでに提示されていた。そこでレインが示そうと試みたのは、精神病者はいくぶんなりとも精神科医の行動に左右されている、ということだった。いまやこの仮定が家族という領域に持ち込まれているのだ。しかし多くの同種の研究とは異なり、本書の意図は統合失調症に分類されるものの病因論研究ではなかった。換言すれば、家族が精神病的破綻《ブレイクダウン》の原因であるということを証明する試みではなかった。

私たちはいわゆる家族連鎖に関心を抱いている。そこには、血縁集団から、あるいは血縁関係がないとはいえ家族メンバーとみなされる他者から、選出された多数の人が存在している。連鎖における人びとの関係は、互いの経験や行動に永続的かつ強力な差し向かいでの互恵的影響をおよぼすという特徴を有している。(SMF: 21/tr.: 17)

エスターソンとレインは、ロンドンの二つの精神科病院から一一名の女性を選出した。彼女たちは、少なくとも二名の上級精神科医により統合失調症と診断されていた。たとえばてんかんなどのなんらかの器質性疾患を患っていた者はいなかった。研究開始から遡って一年間で五〇回以上、そこまでの総計で一五〇回以上の電気ショックを受けた者もいなかった。レインとエスターソンは、患者や両親、同胞と面接した。彼ら全員が、合同面接だけではなく個別面接も受けた。面接のほとんどは録音された。著者らはこの素材を選択して提示し、素材に沿ってコメントしている。面接を受けた人びとが互いについて話す内容や狂っている家族メンバーについて語る様子、あるいは家族のそれぞれのメンバーが自分たちの過去を説明する様子が強調されている。そのコメントには理論的能書きが一切認められない。本書の序章で概略が示されているように、理論的スタンスがどうあれ、実際に、著者たちは理論による定式化を差し控えている。彼らによれば、自分たちの干渉をできるだけ少なくして素材をまとめて提示することが目的なのである。著者らのスタンスは脚注が少ないところによく表れている。数少ない脚注のなかで二人は、素材から得ることができる解釈を承知してはいるものの、それらを取り上げることなく示唆するだけである。ここで典型的なコメントをひとつ挙げよう。

> 序章で述べた理由により、家族状況における相互交流の現象学に留まるつもりである。明らかに、この家族においても、ほかのすべての家族においても、私たちが提示する素材には、それぞれの家族メンバーが自身の性愛《セクシュアリティ》と格闘している証拠があふれかえっている。マヤは、疑いもなく、彼女自身の性経験に基づき、とりわけ分割《スプリッティング》、投影、否認などを介して行動している。本書では、私たちが特定の焦点に絞る制約をみずからに課している以上、こうした主題について論じることはその制約を破ることになる。とはいえ、読者には、私たちが、人間の自分自身

に対する行動（精神分析家が防衛機制と通常呼ぶもの）を、とりわけ家族メンバーに対して喚起された性的感情（つまり近親姦）という点において、否認している、ないし、軽視していると思わないでいただきたい。

（SMF: 42/tr.: 42）

『狂気と家族』はよく練られた本である。本書で採用された調査方法はきわめて明確であり、調査から予想される内容が述べられている。誤解、偽りの帰属、矛盾、神話の網目を中心に組み立てられた家族の記述を私たちは目にする。一部の症例では、患者やほかの家族メンバーの身に何が起きているのか、ほとんど理解できない。畢竟、これらの荒廃像には痛切で心かき乱すものが感じられる。

レインとエスターソンはある方法を採用している。彼らは、どの症例でも、統合失調症と診断された者に関する臨床像を短く提示し、家族歴の背景を簡潔に説明し、おこなわれた面接を具体的に示している。しかし、各家族はその特有の力動に注意を払われながらも個別に治療を受けているのだ。これは至極質の高い研究である。しかしながら、若干の疑問がもちあがっていた。最初の疑問は、著者らが選び出したサンプルと関連していた。なぜ女性のみなのか？　男性患者との比較研究もすべきではなかったのか？　しかし、そうした研究は一切なかった。そして、著者らはなにも説明せずに、自身の研究のために一一人の女性を選び出したという事実を述べるだけである。だからといってその研究になんら意義がないとまではいえない一方で、まったく同様に、その研究に特定の意義を読み込むこともまた難しい。とはいえ、レインとエスターソンによる素材の選択からくるバイアスは認められないようだ。したがって、彼らがこのサンプルを選び出した理由についての手がかりが残されておらず、私たちはこうした疑問が二人のあいだには生じなかったかのような印象を受ける。奇妙なことのようだが、別の人たちがさらなる解釈をおこなうべく素材を利用できるように当該領域を未解決にしておくことは、それはそれでよいことなのかもしれない。たとえば、一部のフェミニストは、これらの研究をとくに有益なものとみなした。その特段の理由は、こうした家族の描写がもっぱら母親と娘の関係性を集中的に扱っていることにあった[3]。

『狂気と家族』の初版では『第1巻――統合失調症者の家族たち』という副題がついていた。本研究のあとに「正常な家族」に関する比較研究が続く予定だったことは明らかである。第二版では「第1巻」という副題が抜け落ちており、著者らは本書の序章で次のように説明した。「熟考の末、対照群が私たちの疑問に対する回答の一助となることはないであろうとの結論に達した」(SMF: 13/tr.: 6)。著者らは続けて、データが定量化されていない以上、いかなる比較も困難であろうと述べた(彼らはデータをもっていた。しかし、繰り返しになるが、自分たちの疑問に寄与するところは少ないと考えたので、それを提示しないことにしたのだ)。これでは不十分であり、本研究が適切な方法論の基準を順守していないと考えた人たちもいた[4]。これは正しい。しかし、にもかかわらず、「正常な」家族に関する続巻が第1巻で提示された素材に寄与するところはきわめて少ないだろうということに異議を唱えるのも難しい。数年後、レインは、続巻となるはずの研究を断念したことについて違った説明もした。その説明によれば、その素材が退屈きわまりないものであったため、彼は第2巻の執筆に取りかかる気になれなかったようだ。家族のメンバー全員がきちんとしており、特筆すべきこともなかった。レインは彼らとの面接を果てしなく退屈な話と記述した。こうした素材を検討しているあいだ、眠らずにいることは難しいとレインは感じた。「サミュエル・ベケット風だった。待てど暮らせどなにもない。特段幸せな者もいなかった。特別上機嫌な人もいなかった。なにかを達成した人もおらず、なんらかの衝突をする人もいなかった。彼らは、ただ自分なりのやり方でやっていくだけだった」(Mullan, 1995: 281)。この解答は、実際の研究が実施されてほぼ三〇年経つ頃に登場したのだが、たいへんウィットに富み、魅力的である。しかし、その意味するところは、こうした家族で実際に起こっていることをそれなりに熟慮したというよりも、単純な話、レインがこの主題に関心を失ったということなのだろう。あるいは、レインは、実際のところ「正常な」家族、さらにいえば、いかなる「正常性」にも関心を抱くことがまったくなかったのかもしれない。

本書に向けられた批判でとりわけ適切なものがひとつある。適切である理由は、その批判が相手の土俵の上で著者らと相対していることにある。本書の趣旨は統合失調症者の言説が了解可能であると示すことなのだが、本書には支離滅裂な発話が一例もなければ、「言葉のサラダ」も「統合失調症語」も収録されていない、との指摘がそれである。一一の症例研究それぞれへのイントロダクションから、私たちは、これらの女性それぞれがある時点で破綻《ブレイクダウン》を経験していたことを確認できる。彼女らは妄想や幻覚を体験したうえに、要するに精神病と診断されることが避けられないようなあらゆる行動を呈した。そうした時期の彼女たちの状態については不明である。この点が『ひき裂かれた自己』の症例ジュリーと比較されている。当症例のなかで、レインは統合失調症の発話を分析しているのだ。さらにそこから、レインのアプローチとエスターソンのアプローチの弱点が推測されている。[5]必ずしもアプローチの問題ではないだろう。レインがジュリーの片言の分析を提示できたのは、まさに彼がその家族と面接したおかげなのだ。したがって、その後、彼が同じことをできないという理由などあるはずがない。言葉のサラダはよくあるありふれた症状ではなく、調査期間内には出現しなかった可能性も念頭に置かねばならない。しかしながら、おそらく、レインとエスターソンが採用した枠組みにはそれなりの限界があるのだろう。

かねてよりレインは、精神病者の言説はその人物のコミュニケーションのマトリックスのなかで了解可能となるという確信をもって精神病の問題にアプローチしていた。この確信において、彼は首尾一貫していた。そして、その確信は『ひき裂かれた自己』の時代に遡る。そこでレインは、精神分析が使用している「無意識」という言葉を却下するための論拠を提示した。自身の論点を示すため、彼は症例を検討し、精神分析的解釈を戯画化した。それから彼は、「この患者の生活における中心的ないし枢要な問題が、彼女の「無意識」のうちに発見されることはありえない。その問題はむき出しのままそこにあり、彼女にしても……見ることができる」と述べた（DS: 56/tr.: 72）。いまや、この言説もそれほど明白なものとはいえない。患者の生活における「中心的ないし枢要な問題」は、レインにすれば、まったく「むき出し」のままなのかもしれないが、彼女にとってはそうではない。誰かにとって目に見えるからといって、別の人にとっても目に見えるとは限らない。おそらく誰もが「盲点」という感覚を経験しているのだろう。盲点ゆえに、他者には見えることなのに、いつも見えなくなるのだ。ある意味、レインの研究の多くは、こうした「盲点」がコミュニケーションにおける破綻《ブレイクダウン》に寄与する様相を示した。しかし、この場合、レインは、自身が多大な努力を払って明らかにした誤謬を自分で犯している。つまり、彼は、彼女が自身の人生の枢要な問題を見ることができるかどうかを彼女に帰属しているが、その問題を見ることができるかどうか、その可能性については示していないのである。

　レインは、精神病経験を、（彼自身の用語を用いれば）「行動の場」、つまり目に見えるものの領野内に据えている。家族という現象が研究されるならば、精神病者の言説はかなり理解可能となることを彼は示している。その他あらゆる種類の奇怪な発言は、たとえば、威圧的な母親と存在論的に不安定な子どものあいだに起きる一連のやり取りとして解読できる。ともするとある疾患の症状とみなされそうな多くの現象を了解可能にするので、この考え方には計り知れないほどの価値がある。この考え方は、核家族の機構についても多くのことを教えてくれる。しかし、多くの事柄が理解できるとはいえ、精神病経験の枢要な問題が説明されているとは言いがたい。あるいは、この枢要な経験が目に見えるようになるといっても、それは一部の人にとってのことだけであり、必ずしも当事者にとって目に見えるわけではないのかもしれない。

ひとつの論旨に従えば、精神病経験にとって本質的なものはまさしく隠れた次元である。それは絶えず作動しているのだが、ある「器質的」構成要素の条理や正統派精神分析の本能領域にあるわけではない。同じく統合失調症者の家族領域を探索し続けている研究者のなかには、この目に見えない要因は祖父母世代に存在しているとの結論にいたる者もいた。これは未解決問題を直接的「行動の場」の外側にもち出している点で、単にもうひと世代追加したということに留まらない。それにより、事態は相当に複雑となり、新たな要因が導入されることとなる。子どもは、前世代、たとえば母親と祖母のあいだの未解決の葛藤に捉えられている。この葛藤は語られないが、決定的な形で常に存在しているのだ。子どもの存在、ときに妊娠した当の理由が、この葛藤に対処するためのものであるのかもしれない。このようなシナリオのなかで、子どもの自己性は排除される。というのも、その自己性が前世代で発生した底荷を人知れず静かに携行しているからである。退行的な時間で包み込まれているところに、この底荷のもつ特徴がある。子どもの人生は後ろ向きに方向づけられる。子どもは過去に由来する葛藤を解決するために存在し、「自分の時間」をもつ見込みを一切排除し人生が独立した企図となることを妨げる時間性に包み込まれるのである。[6]

こうした見解を『狂気と家族』の素材に入れ戻してみても、本書の価値はまったく損なわれないだろう。そこで私たちは次のような結論にいたるだろう。統合失調症者の言説が了解可能なのかどうかは、ある程度まではあるが、家族の相互作用という文脈のなかで明らかとなるだろう。しかし、筆者らの目論見ほど十分に本書がこの問題に解答を与えていないとしても、家族連鎖を提示するという目的は見事に達成された。この点で本書は良書である。おそらく、理論上の底荷が少なくコメントが押しつけがましくないことが功を奏して、これら家族の肖像はおおむね自画像との印象を与える。たとえそれが何であるのかを正確に突き止めるのは難しいとしても、このような家族との臨床経験がある人なら誰でも、レインとエスターソンが痛感させる独特の味わいを認めることができるだろう。統合失調症者のすべての家族とはいわないまでも、大多数の家族はこれに類似した家族である。ことによると、いわゆる「正常な」家族のなかにも少なからずこのような家族が存在するのかもしれない。

Ⅵ 『家族の政治学』

レインは、家族、私たちの人生におよぼすその力動と影響に強い関心を抱き続けた。一九六九年に上梓された『家族の政治学』は、それまでの彼の研究とは一線を画するアプローチを提示している。彼の焦点はもはや統合失調症者の家族ではなくなっている。そのかわりに、彼は、一般現象としての家族に取り組んでいる。サルトル流の弁証法は、どうみても、こうした討議でなんの役にも立っていない。家族内の相互作用の研究というよりもむしろ、レインは、彼が「写像 mapping」と呼ぶプロセスにいっそうの関心を寄せている。私たちは全体としての家族を内在化する。「内在化されるのは対象それ自体ではなく、関係のパターンである。それは内的操作によっておこなわれる。この内的操作によって人は受肉した集団構造を発展させるのだ」(PF: 7/tr.: 15)。このように、私たちが養育を受ける物理的な家族とはほとんど関係ない規則、禁止、イメージの全セットを私たちはみずからの内部に携えている。私たちは自身の内に「家族」を抱えているのだ。

ここで議論されている家族とは、内在化、区画化、その他の操作によって「家族」に変形されて再び家族や他所へと写像し返される起源たる家族のことである。

(PF: 3/tr.: 8)

私たちが養育を受ける現実の物理的な家族と内在化された家族を区別するのは、なにもレインだけというわけではない。しかし、レインにとっての「起源たる家族」の意味合いは完全に明らかとなっているわけではない。彼は、人間が生まれ落ちる家族のイメージ、つまり私たちの文明と同じくくらい古い制度のイメージが存在するといいたいらしい。これは私たちの社会に浸透し、社会はその構造の多くで家族パターンを反復している。不断の写像と再写像によって、私たちは二つの家族、つまり「起源たる家族」と現実の家族を融合させる。現実の家族から出て行くのは割合に簡単なことである。家族が私たちに身につけさせた心理的・情緒的な荷物の大半を置き去りにすることは難しいのだが、依然として不可能ではない。しかし、家族の刷り込みを完全に振り落とすは不可能である。「起源たる家族」と、私たちが実際に生活している家族はともに、力を合わせて、次のことを確かなものとする。すなわち、社会が私たちに望むことを私たちが学び、私たちが「正常」になることである。私たちが正式に成人となるときまでに、私たちはすでに消耗しきっているのだ。

ひとたび結婚すれば情熱的であることを期待されるが、結婚するはるか以前に過剰な情熱を経験することは（この情熱に基づく行動はいうまでもなく）期待されていない。これが困難きわまるならば、ひとまず実際には感じている情熱を感じていないふりをしなければならない。ついで、実際には感じていない情熱を抱くふりをしなければならない。さらに、憤り、憎しみ、羨望といったある種の情熱の急激な高まりは、非現実的であるか、さもなければ生じていない、ないし、なにか別物である、というふりをしなければならない。これには偽りの現実化、偽りの非現実化、作り話（合理化）を要する。服従という祭壇の上でみずからの経験をほぼ完全に大量に抹殺したあとには、人間はなにかしらの虚しさを覚えがちである。そして金銭、消費財、地位、尊敬、称賛、自分のビジネス仲間から受ける羨望、専門的・社会的成功などで自身の虚しさを埋めようとするのだ。これらは、許容されるものにしても、義務的なものにしても、気晴らしのレパートリーとあいまって、自身の乱心から自分の気を逸らすことに一役買っている。そして、自分が過剰な緊張状況で働きすぎであると気がつくならば、完璧に是認された防衛線が付加される。すなわち、自分がどれほど抑うつ的かわからなくなるように人をよりいっそう抑うつ的にさせ、人を過食や過眠状態にさせる、睡眠薬、刺激剤、精神安定剤の味わいをもつ混合物のことである。そして、その向こう側にも防衛線がある。電気ショック、問題を起こす身体部位、とくに中枢神経系をただ単に除去するという（ほとんど）最終解決手段まで。しかしながら、この最終手段が必要となるのは、正常な社会的ロボトミーが奏功せず、かつ化学的ロボトミーも失敗に終わったときだけである。

(PE: 90–91/tr.: 150–151)

サルトルの助けがあってもなくても、レインのメッセージは変わらず容赦のないものであった。

Ⅶ　家族なるものへの嫌疑

レインは、対人知覚、家族生活、集団の絆をさまざまに分析しており、それらが彼の著作の大部分を占めている。しかし、実際のところ、これらの分析からは、首尾一貫したイメージが立ち現れてこない。レインの立場は幾多の変遷を経ており、彼は「人間の科学」理論を完成させ、提示すると公言していたが、その意図は実現しなかった[7]。彼が自身の激しい情動に溺れて、興奮してしまったときもあったようだ。激しい情動の影響は彼の分析にもおよんだ。家族に関する彼の見解は、かなり特殊なタイプの家族機構についてのみ適切であり、その見解には、家族という制度が歴史を通して被った発展と変化への認識がまったく欠けている[8]。レインの「家族」は実質のない切り抜きであり、歪んだ視座を提供しているという人がいてもおかしくない。レインが自分の仕事は狂気にいたる根拠ではなく、狂気が生起するその文脈のみを分析することを意図していると述べているとはいえ、レインは子どもの苦境の責を家族に負わせた人物のひとりとして記憶されていることが多い。

『家族の政治学』のなかで、レインは、かつて九歳の少年に関して所見／診断を求められたときの様子についてくわしく語っている。その少年は問題を起こし続けており、そのおかげで児童相談クリニックに継続通院していた。レインはこの挿話を用いて、家族全体が理解されなければならないという見解について論じている。彼は、家族メンバーのほとんどが出席できるような面接を設定することに勤しむ様子を記述している。このようにするべきなのはなぜなのか？　彼は説得力のある説明を次のようにしている。

たとえば、ホッケーチームから、レフト・バックがちゃんとプレイしないという理由で「リファー」がきたら、レフト・バックを診察室へと回して、病歴を聴取し、ロールシャッハ・テストを施行するようなことを誰も考えないだろう。少なくとも、そのような事態が起こらないでほしい。そのチームがどんなホッケーをするのかを見学に行くこともできる。ホッケーの知識がなく、試合中にどんな試合がおこなわれるのかということを知らなければ、たしかにどうしようもないだろうけれど。

(PF: 28/tr.: 48)

こうした論法に同意できない者もいるだろうが、症例提示の最後でレインは次のように結論づけている。「少年が誰とも会いたいと思えないのならば、誰も彼を診察すべきではない。しかしクラーク婦人［少年の母親］とその母親については誰かが面接するべきである」(PF: 28–29/tr.: 49)。さて、この特定の症例では、これが実際にとるべき最良の方向であったのだろうが、どういうわけか、レインをすべて読んでみると、レインはほとんど例外なく同じような結論にいたるようだという印象がもたれる。レインは絶えず母親の役割に敏感であった。この問題は全世代の調査者にとって気がかりな問題だった。母親は幼児の生活に議論の余地がないほどの影響力を有している。その結果、母親はありとあらゆることで非難を浴びてきた。すなわち、やりすぎ、やらなさすぎ、十分な愛情を与えない、愛しすぎている、放任、過保護など。「統合失調症をつくる母親[*10]」という観念が専門用語に加わっていた。父親はせいぜい不在であることで咎められるくらいだった。実際のところレインは、母親を罪人に選び出そうとまではけっしてしなかった。自身のレトリックで興奮した挙句、彼がいつでも攻撃を向けたのは全体としての家族である場合が大多数だった。このような反家族のレトリックが頻繁に登場したせいで、レインは精神科病院やその他の施設に蔓延する悲惨な状況すべての責任が家族にあると実際に考えていたという感触がもたらされたのだろう。

この主題をめぐるレインの全著作のなかでも、『狂気と家族』は群を抜いて最も有益な書物である。父親

＊10　原語は schizophrenogenic mother である。発案者はフロム＝ライヒマンであり、早期母子関係に統合失調症の起源を求める精神分析的な着想の悪例として有名である。ダブルバインド理論とともに、現在では否定されている見解である。この概念の是非はともかく、フロム＝ライヒマン自身はすぐれた精神療法家として定評があり、患者側からの体験記はハナ・グリーン Hannah Green の手による『分裂病《ママ》の少女――デボラの世界』(1964/tr. 1971) がある。

以上に母親がはるかに大きな注目を浴びているという偏向はあるものの、本書は最も均整のとれた内容をもち、本書のなかには先入観がほぼ認められない。その大きな理由は、本書のなかにレインのレトリックがほとんど認められないところにある。そして、本書のなかから、レインが精査してきたある種の家族、すなわち中流階級の核家族が、いくぶん厳しい見方ではあるが、かなり鮮やかに立ち現れてくる。

〔原注〕

[1] 幻想と無意識的幻想という概念は、J・ラプランシュとJ－B・ポンタリスが『精神分析用語辞典』で概観している。二人はスーザン・アイザックスが異なる綴りを導入したことに注目するが、それはフロイトの立場がもつ複雑さを十分に表していないと考えている（Laplanche and Pontalis, 1980: 318/tr.: 117–118）。

[2] レインがベイトソンの論点に「従っている」といえるのかどうかは定かではない。というのも、レインが独立して自身の考えを展開させた可能性もあるからだ。しかしながら、両者がどのように似ているかは注目に値する。

[3] たとえば、ジュリエット・ミッチェル Juliet Mitchell の『精神分析と女の解放《フェミニズム》』（Mitchell, 1974）。

[4] セジウィック（Sedgwick, 1972）とミッチェル（Mitchell, 1974）を参照のこと。

[5] この点を最初に提起したのはセジウィック（Sedgwick, 1972: 26）である。

[6] これら最後の数行は、フランソワ・ルスタン François Roustang の並外れてすぐれた章「精神病の理論に向けて」からの抜粋である。本章は『恐ろしい支配』（Roustang, 1982: 132–156）の最後に登場する。精神分析家ジゼラ・パンコフ Gisela Pankow は、おそらく精神病者の両親と祖父母の関係を体系的に研究した最初の人であろう（Pankow, 1983）。ベイトソンが、子どもを永続的ダブルバインドに置く理由は子どもの人生に先立つ出来事にあるかもしれないと考えていたことを思い起こしてもよいであろう。

　レインは、後期の著作で前世代について語った。レインは、私たちが生まれ落ちる家系によって、将来の私たちがおおむね決定されるということを十分承知していた。しかし、ときにこの事柄に対するコメントは、やや当惑した受身的観察の類の印象を与え、そこには理論的価値が認められない。そして、彼が、精神病経験という特定の文脈でこの問題を論じることはけっしてなかった。

家族（たとえ私たちの家族とひどく異なるものであっても、あれやこれやの家族）は、いってみれば、一〇万年ものあいだ存在し続けてきた。私たちが直接研究できるのは連鎖のうちのごく小さな断片に過ぎないのである。幸運に恵まれたら、三世代を研究できる。三世代の研究でさえも稀である。少なくとも四〇〇〇世代のうちから三世代に限定されるとなれば、いったいどんなパターンを見出すことが期待できようか？（PF: 77/tr.: 127–128）

［7］ジュリエット・ミッチェルは、それぞれの試みが新たな方法をもたらすと述べ、「ある時点で次のように尋ねてみる必要がある。これらは本当の始まりなのだろうか？　あるいは、かくも多くの偽りの始まりなのだろうか？」（Mitchell, 1974: 247）と付言している。

［8］たとえばドンズロ（Donselot, 1979）の仕事を参照のこと。

第4章　解放の弁証法

I　解放の弁証法会議

そのキャリアを通じて、レインは自身のカンバスを広げ続けた。彼は精神病者の悲惨な状態を分析することから着手した。それから対人力動の領野、統合失調症者の家族、一般の家族の全体的現象を詳細に分析した。そこからレインは、マクロ社会の規模に進み、やがて深く病んでいるのは私たち社会のほうであるとの結論にいたった。

この五〇年間に、私たち人間はみずからの手でほぼ一億の同胞を殺戮した。私たちはみな、人類絶滅という絶え間ない恐怖のもとに暮らしている。私たちは、生や幸福を求めるのと同じように死や破壊を求めているようだ。私たちは、自分は自分、他人《ひと》は他人《ひと》で生きていかざるをえないのと同じように、殺し合わざるをえないのだ。最も常軌を逸した私たち自身の侵犯によって初めて達成されたものが、見たところ破滅へ向かう文明で相対的に順応して生きていく能力なのである。おそらく限られた範囲であれば私たちは、自分たちにおこなわれてきた事柄や、自分たち自身におこなってきた事柄を打ち消すことができる。おそらく男性と女性は、単純かつ真に、互いを愛し合うために生まれてきたのだ。私たちが愛と呼ぶような茶番劇を演ずるためではない。自己破壊を止めることができるのなら、私たちは他者を破壊することを止めることができるかもしれない。私たち自身の暴力で盲目的に自分を破壊するのではなく、その自己破壊の暴力を認めること、さらには受け入れることから始めなければならない。それとともに、私たちは、死すべき運命であることを恐れているのと同様に、生きることや愛することを深く恐れていることを認めなければならない。

(PE: 64/tr.: 78–79)

このような考えを表明した人物はレインただひとりというわけでもない。資本主義社会は、相変わらず教訓から学ぶことができないかのごとくであった。第二次世界大戦の傷はどう見ても癒えていなかった。そして、私たちは戦争ばかりしていた。朝鮮韓国、アルジェ、ヴェトナム、冷戦。そして、戦争を完膚なきまでに終わらせる原子爆弾も存在していた。脅威の予感が目に見えて漂っていたが、一九六〇年代初頭には影響力のある思想家が数人登場するなど、多様な反対勢力が台頭し始めた。フランクフルト学派のドイツ人哲学者であり、ヘーゲルやマルクス、フロイトの著名な専門家で、現在はカリフォルニア大学で教鞭をとっているヘルベルト・マルクーゼ Herbert Marcuse は、豊かな新社会を痛烈に批判する『一次元的人間』(1964) を出版した。フランツ・ファノン Frantz Fanon は、『地に呪われたる者』(1965) で植民地主義を徹底的に分析した。ジュールズ・ヘンリー Jules Henry は、『人間に抗う文化』(1962) で、米国社会の現状と価値観、そして近代教育システムの愚かさを分析した。ほかにも同様の人たちがいた。そして、彼らの声が届き始めていた。レインもその運動の一端を感じていた。

一九六七年、ジョゼフ・バーク、デイヴィッド・クーパー、レオン・レドラー Leon Redler、三名の精神科医とともに、レインはロンドンで〈解放の弁証法会議〉を開催した。これは、種々雑多な過激思想家たちによる二週間の派手な催し物であった。参加者として、グレゴリー・ベイトソン、黒人指導者ストークリー・カーマイケル Stokeley Carmichael、ヘルベルト・マルクーゼ、ビート詩人であるアレン・ギンズバーグ Allen Ginsberg が挙げられる。レインの大会講演「明白なもの」は、その大部分が攻撃であった。その攻撃対象は、米国政府の政策であり、ヴェトナム戦争であり、先進国世界の市民が被っている際限のない欺瞞化によって生み出されるパラノイア・スパイラルであった。米国政治から精神医学の暴力へ、ミクロ社会の出来事からヴェトナム戦争へと、本講演の射程は広い。私たちの世界はまがい物であり、誰を信じればいいのか、誰を頼ればいいのかがわからなくなっている。レインが全般的な社会的・政治的見解を最も明確に語ったのは本講演の際であった。その他の発言は、ほんの少ししか出てこないが、ほとんどが『経験の政治学』と内容も調子も類似していた。これらの見解は明らかに政治的な性質を有しているが、レインが一貫した政治思想のなかでこうした見解をまとめ上げたわけではなかった。資本主義体制に強い不満を抱いていたにもかかわらず、彼がマルクス主義的イデオロギーを支持していなかったことは、彼の全般的な見解からすれば当然のことと思われる。しかし、それにもかかわらず、新左翼はレインをその階層の一員と考えていた。「ロナルド・レインは、現代左翼における理論とレトリックの武器庫に多大な貢献をしたひとりとみなされなければならない」(Sedgwick, 1982: 95) という評価もあった。

マルクス主義的イデオロギーに向かわず資本主義体制を批判した同時代人がほかにも多数いることを考え合わせると、レインが急進的な政治へ転向しなかったことは驚くほどのことではない。驚くべきことは、精神医学システムの辛辣な批評家であるとの評判があったにもかかわらず、レインの著作には当システムの作動の様子に関する詳細な分析が一切見当たらないことだ。つまり、専門職や病院、製薬業界などの背後にある権力構造に関する分析がないのだ。こうした分析は別の人びとによってもたらされた。過激思想の幅広い前線が形成されつつあったが、それと同時に、精神医学システムに対する最初の批判が登場し始めた。これらは必読書となり、幅広い聴衆に届いた。初期に出版されたもののうち、おそらくとくに強い印象を与えた書籍が三冊あった。レインもこれらの書籍を知っていた。一冊目は、一九六一年に上梓されたアーヴィング・ゴッフマン Erving Goffman の『アサイラム』であった。大学の社会学者であったゴッフマンは、七〇〇〇人以上の入院患者を収容する精神科病院で一年間過ごし、理学療法士助手として働いた。地位が低かったおかげで、ゴッフマンは患者と密に交わることができた。そして、病棟で寝ることはなかったものの、スタッフとの社交的な接触を避けた。彼の研究目的を知っていたのは経営陣の上層部だけであった。この立場から、ゴッフマンは病院の入院患者の閉ざされたコミュニティを研究するための資料を引き出すことができた。彼は、病院を刑務所や強制収容所などと同様の「全制的施設 total institution」[*11]とみなした。ゴッフマンは、別個の長い論文四編で構成されるこの徹底的な研究において、病院が患者に新たな役割を教え込むその様相や患者がそうした役割のなかで自分自身を知覚するようになるそのありようを示している。また、彼は、スタッフと入院患者の区別、これらの施設にある儀式 ceremony と儀礼 ritual の区分についても考察している。ゴッフマンには、病院に入院している患者の「キャリア」[*12]という概念を導入した功績もある。そして、『アサイラム』は精神科病院内での生活に関する最重要研究のひとつであり続けている。

二冊目の重要な研究は、トーマス・サース Thomas Szasz による『精神医学の神話』である。本書も一九六一年に出版された。本書には、その書名から想像されるような好戦的な内容が一切見当たらない。その大部分は、本書副題である「個人行動理論の基礎」を解説することに費やされている。サースの社会理論が公的に討論されることはそれほどなかった。しかし、彼の精神医学実践に対する痛烈な批判は人口に膾炙するようになった。サースは、「精神疾患」という言葉が隠喩に過ぎないと論じている。「冗談の「趣味が悪い《シック》」とか経済が「不振《シック》」であるとかの意味でのみ、こころは「病気《シック》」となりうるのだ」(Szasz, 1972: 275/tr.: 295)。脳の病気について述べることはできるが、多大な努力にもかかわらず、病院の入院患者がなんらかの脳機能障害を患っているという証拠は見つかっていない。[1] 続けてサースは、精神疾患という隠喩が社会にとって望ましくないような人びとを迫害するために用いられていると論じている。精神医学は圧制的制度なのである。

続く数冊の著作で、サースは精神医学による虐待を途切れることなく伝え続けた。一九七〇年に出版された『狂気の製造』で、サースは精神医学の歴史を書き改めている。この再解釈によれば、精神医学は、ピネルやサミュエル・テュークに始まる新しい科学などではなく、宗教裁判や魔女狩りにまで遡る長い系譜をもつひとつの実践なのである。「ユダヤ人」「魔女」「同性愛者」「共産主義者」「精神障害者」などの言葉は交換可能なものなのである。科学を装って、精神医学は、道徳的かつ政治的次元の問題に関与している。主張はシンプルであり、サースがそこから逸れることはまったくなかった。年月の経過とともに、彼は自説を支持する例を際限なく提供し続け、サースという名はランドマークとなった。サースの議論はしばしば「狂気の陰謀モデル」と呼ばれる。そして、次のように定義されている。

＊11 全制的施設とは、「多数の類似の境遇にある個々人が、一緒に、相当期間にわたって包括社会から遮断されて、閉鎖的で形式的に管理された日常生活を送る居住と仕事の場所」(Goffman, 1961: xiii/tr. v) と定義されている。

＊12 キャリアとは、その人物の人生経験の歴史であり、ゴッフマンは精神を病む人びとには三段階のキャリアがあると指摘した。「入院前の段階 prepatient phase」「入院中の段階 inpatient phase」「入院後の段階 ex-patient phase」である。

統合失調症は、一方の人びとがある社会状況下で他方の人びとに貼りつけるひとつのラベルである。統合失調症は、肺炎と異なり、疾患ではない。それは疎外の一形態であるが、一般的な疎外状態とは調和していない。それはひとつの社会的事実にして政治的出来事なのである。

(Siegler, Osmond and Mann, 1972: 101)

すべての反精神医学者たちはこの見解に同意した。少なくともある程度は。

このように病院システムへの非難が強まるなか、米国の社会学者ローゼンハンは、これらの主張のいずれかの正しさが立証されるのかどうかを確かめる実験を施行した(Rosenham, 1975)。八名のボランティアが一二の別々の病院に患者として入り込んだ。病院は米国の西海岸と東海岸の五つの別々の州に所在していた。これら偽患者は、全員、病院へ着くなり声が聞こえると主張しただけで入院となった。声の性質を尋ねられると、彼らは、不明瞭なのだが聞き分けられる声は「空っぽ」「うつろ」「ドスン」であると答えた。これらの言葉の主は、偽患者と同性だが、聞き覚えのない声であった。この設定と偽名(最終的に精神科受診歴が残らないように)だけが、偽患者たちが提供した情報で、真実ではなかった。個人史や家族歴は架空の「疾患」に合うように歪められておらず、そのほかの情報もすべて事実であった。病棟に入るとすぐ、彼らは声が一切聞こえなくなり、自分の行動は正常であると主張し、退院を求めた。最終的には全員が退院したが(入院期間は九日から五二日間におよんだ)、いずれも統合失調症と診断されたままであった。入院期間中、偽患者たちは病棟での生活について、当初はこっそりとメモをとっていたが、スタッフがまったく注意を払わないことに気づいてからは公然とメモをとった(数例では、その記述行為にスタッフは気づいていながら、その行為を彼らの病気の別の症状である「筆記行動」として記録に残していた)。病棟にいる患者がおおむね共通しておこなっていることであったとはいえ、偽患者たちがその振る舞いを模倣しているとはスタッフの誰も気づくことがなかった。実験結果が公表されたあと、自分たちの病院でそうしたことが起きるはずがないと主張した病院もあった。ローゼンハンは、実験を続けると言明した。その後の三ヵ月間、その病院に入院した患者一九三名のうち、四一名は一人のスタッフのよって、二三名は一人以上の精神科医によって、一九名は精神科医一人ともう一人のスタッフによって、偽患者であると考えられた。[*13] その病院には、ボランティアは一切派遣されていなかった。

本実験は二つの事柄を例証した。第一に、本実験は、精神医学診断がまったく当てにならないことを示した。精神科医は、病気を診断すると想定されても、そして、詐病を看破するように求められても、その両方でしくじったのだ。第二に、本実験は、一度診断が貼りつけられると、病院から出ていくことがどれほど困難なのかを示した。

多大な影響をもたらした三冊目の研究は、ミシェル・フーコー Michel Foucault の『狂気の歴史』であった。フーコーは、歴史のなかで狂気の理解と狂気への反応が発展していく様相と、私たちが狂気の近代的概念に到達する様子を再構成している。彼が取り上げた期間は、中世から一九世紀初頭におよんでいる。

本書の冒頭では、ハンセン病病院が描写されている。数世紀のあいだ、ハンセン病はヨーロッパ全土で猛威を振るう災難であった。そして、ハンセン病病院は社会風景の一部だった。十字軍の終了とともに、この病気は下火になり始め、この病気に対処するべく設置された巨大な建築物が無用の長物となり始めた。その後数世紀にわたって、ハンセン病病院は狂人で満たされることになり、狂人がかつてのハンセン病患者の役

＊13　精神科入院患者の一部は偽患者であることを看破していたようである。偽患者は病院を調査しにきたジャーナリストではないかとまでいう者もいたらしい。

割を担うようになった。フーコーは、狂気に対する態度が〈阿呆船〉のイメージから近代収容所の誕生まで移り変わっていく様相を詳らかにしている。狂人は壁に鎖でつながれ、強制的に服従させられ、労働を強いられ、「モラル」改善を受けさせられた。この分析で特筆すべきは、近代精神医学の草分けであるピネルとテュークの二人が担った役割を再解釈しているところである。両者とも、狂人を鎖から解き放ち、身体拘束を用いない精神医学を実施したことでよく知られている。これらの最初の実験は、新しい啓蒙的な医療の幕開けとして称賛されている。フーコーは、まったく異なる見解を示している。〈理性〉が狂気を支配して初めて、鎖を外すことができたのだ、と。〈理性〉の沈黙が狂った人の言説の本質をもみ消したことでやっと可能となったのだ、と。今日の私たちが承知しているように、精神医学の誕生は、〈理性〉と〈非理性〉のあいだの対話の破綻《ブレイクダウン》である。精神科病院は〈理性の都〉であり、刑法制度から抑圧手段を借り受けているのだが、なによりも〈医師〉が体現する独自のコードを考案した。〈医師〉とは〈父〉であると同時に、〈裁判官〉であり〈家族〉であり〈法〉なのである。フーコーは本書序文に置かれたパラグラフで、自身の立場を巧みに要約して述べている。

精神疾患の穏やかな世界のなかで、近代人はもはや狂人とコミュニケーションをとらない。一方で、理性の人は、医者を代理人として狂気を担当させ、それにより病気の抽象的普遍性を通してしか関係を認可しない。他方で、狂気の人は、秩序、身体拘束およびモラルの拘束、集団の匿名の圧力、画一化の要求といった、同様に抽象的な理性という媒介物を通してしか社会とコミュニケーションをとらない。共通の言語に関していえば、そんなものはないのである。いや、むしろ、もはやないというべきだろう。一八世紀末に、狂気は精神疾患として構成された。そのことが、ダイアローグの崩壊の証となり、分離を既定のものと仮定し、固定的な統語法を欠くそれらすべてのロごもったような不完全な言葉を忘却のなかに追いやるのである。そうした言葉のなかで、狂気と理性はやり取りをしていたのだ。狂気についてのモノローグである精神医学の言語は、そのような沈黙を基盤として初めて確立したのだ。

(Foucault, 1971: x-xi/tr.: 8)

短い一節のなかで、フーコーは精神分析の誕生に関しても興味深い論評を加えている。彼は、もはや患者は病院に閉じ込められておらず、自由に語ることができるようになっていたにもかかわらず、精神分析家は〈医師〉という重要人物に付与されるすべてを保持していたことに注目している。したがって、ことによると、精神分析によって狂気の構造がそれなりに解明されるかもしれないが、結局のところ、精神分析は〈非理性〉の声を聞くことができない（前掲 : 278/tr.: 530-531）。

フーコーの著作は、彼が議論した三つの主題に大きな影響をおよぼしてきた。第一の主題は、狂気の意味は歴史のなかで変化してきたということである。現在、すべての歴史家がこの主題に同意している。第二の主題は、〈理性〉と〈非理性〉が対話していた時代がかつてあったということである。この主題は歴史的には疑わしいのだが、重要な理論的視座を開いている。第三の主題は、〈理性〉は〈権力〉の一側面であるということである。このように、〈権力〉の問題を精神医学の問題の中心に置いているのである。

Ⅱ　アントナン・アルトーの悲劇

ゴッフマン、サース、フーコーの著作は、レインの思想に多大な影響をおよぼした。しかし、ほとんど言及されないとはいえ、レインにとってきわめて重要であったと思われる声がひとつある。それはアントナン・アルトー Antonin Artaud の声である。

アルトーは、作家であり、演劇理論家であり、そして俳優であった。一九二〇年代と三〇年代のパリにおいて前衛芸術の傑出した人物でもあった。一九三七年に、彼は破綻《ブレイクダウン》に苦しみ、結局精神科病院に入院となり、そこで九年間を過ごした。それは恐ろしい経験だった。入院期間中、アルトーは、数ある「治療」のなかでも、電気ショックを少なくとも六〇回受けた。精神科医たちの治療《ケア》を受けるなかでの入院がいったい彼に何をしたのかは、精神科キャリア直前と精神科キャリア末期に撮影されたアルトーの写真から推測することができる。精神科キャリア直前の写真には端整な三〇代半ばの男性が写っているが、その一〇年後に撮られた写真に写る男性の顔には荒廃の痕跡が残っている。その顔を見れば、アルトーがすでに六〇代に達していると思うだろう。その違いは、正直なところショッキングである。

アルトーは自身の最も有名なエッセイのひとつ「ファン・ゴッホ——社会が自殺させた男」のなかで精神医学への嫌悪感をぶちまけた。本エッセイは、ファン・ゴッホの絵画をめぐる洞察にあふれた見事な描写と、精神医学に対する容赦のない告発が交錯した異色の作品である。アルトーは、パリでファン・ゴッホ作品の大展覧会が開催されたあとにこのエッセイを書いた。しかし、そのきっかけとなった直接的理由は、ある精神科医が論文のなかでファン・ゴッホを変質者と記述したためであった。徹底して妥協しない言葉でアルトーの反応は表現された。

強力な力であるファン・ゴッホの明晰さと比べれば、精神医学は類人猿の巣穴も同然である。この類人猿たち自身、強迫的で迫害されている。そして、彼らは苦悩や人間的窒息という身の毛もよだつ状態を和らげる術をもたず、ばかばかしい専門用語をもつのみである。

(Artaud, 1976: 484/tr.: 13)

この記述はアルトーがつけ足さなければならなかったことと比べればなお穏やかである。彼の主張によれば、ファン・ゴッホが自殺したのは精神科医の掌中にあったからであり、その精神科医が自殺に追い込んだのである。どうしてなのか？　その理由は、「存命する全精神科医のなかに、嫌悪感を催すほどに下劣な先祖返りが存在しており、そのため、彼らは自身が出くわすあらゆる芸術家や天才のうちに敵を見る」（前掲：493/tr.：36-37）からである。いや、ファン・ゴッホが精神科医の治療《ケア》の最中に自殺したのは驚くべきことではない。実際、アルトーによると、当の精神科医ガシェ医師と会話した後、ファン・ゴッホは自殺した。そして、アルトーは精神科医と話すことがどんなものなのかを承知している。

私自身も精神障害者の収容所で九年を過ごしたが、自殺という強迫観念を抱くことはまったくなかった。しかし、毎朝の回診時に精神科医と会話することで、私は首を吊りたくなっていたことを知っている。自分には彼の喉を引き裂くことはできないとわかっていたのだから。（前掲：496-497/tr.：43）

アルトーはみずからが一個の犠牲者であると考えなかった。精神医学の存在は、私たちの社会を反映しているのである。社会は病気であり、狂人の声など許容できないのだ。

事態は悪化の一途を辿っている。というのも、病んだ意識はその病気から回復しないことでいまでも既得権益を有しているからだ。

そんなわけで、腐った社会は、ある卓抜した知識人たちによる調査から身を守るために精神医学を発明したのである。知識人たちの明察は厄介な事態を引き起こす可能性があるのだ。

（前掲：483/tr.：11）

さらに

精神医学は、病気の源で悪を維持したい卑しい奴らから生まれた。かくして、そうした奴らは、自身の内なる価値のなさから、ある種のスイス衛兵ナイフ Swiss guard knife を引っ張り出したのだ。そのナイフは、天才の起源にある反逆的弁護に駆り立てる衝動をその根本から切り取るためのものなのだ。

（前掲：492/tr.：34）

面食らうほど強烈な言葉である。アルトーを錯乱した狂人として片づけるのは簡単であり、実際、少なからぬ精神科医は、このエッセイの迫力のみに基づいてアルトーが正気を失っていると躊躇わず判断するだろう。しかし、アルトー自身、自分がしばしばひどく調子を崩すことを十分承知していた。彼はひどく苦しんでいたし、ある意味では、明らかに狂っていた。こうした状態でなければ、かくも強烈に書くことはできないのだろう。しかし、だからといってアルトーの言説を無効とすることはできない。その言説は錯乱したこころの仕業ではないと示唆するだけで十分だろう。ファン・ゴッホの置かれた状況、弟テオとの関係性、絵を描くという行為、狂気と社会との関係に関するアルトーの分析は明晰である。それは、心地よいものではないが、耳を傾けなければならないひとつの声である。そして、その声が主として語っているのは、社会はかくしてファン・ゴッホやボードレール、ポー、ジェラール・ド・ネルヴァル、ニーチェ、キルケゴール、ヘルダーリン、コールリッジのような人たちを許容しようとしない、ということである。私たちの社会は、そのような人たちにとって、あまりにも病んでいるのである。彼らは苦しんでいるのだが、社会から彼らの治療をすべく指定された精神医学は差し出せるものをもたない。そのかわりに、精神医学は社会自体の病気を引き起こすのである。

「ファン・ゴッホ――社会が自殺させた男」は生前のアルトーが公の賞を授けられた唯一の著作である。一九四七年、本エッセイは、その年に出版された最もすぐれたエッセイに与えられるサント゠ブーヴ賞を受賞した。

Ⅲ　レインの理論的転回

狂気に関して新理論を打ち立てる人たちにとって、アルトーは象徴的な人物であった。アルトーのなかでは、狂気と天才が共存していた。フーコーは、『狂気の歴史』のなかで、〈理性〉と〈非理性〉のあいだに言説の破綻《ブレイクダウン》が起きたことを語った。その際、フーコーは、アルトーのことを相当念頭に置いていた。レインもアルトーのエッセイを知っていた。レインが本エッセイにはっきりと言及することは一度もなかったが、相当早い時期に見つけており、レインは強い印象を受けたようである。[2]それゆえレインの見解とアルトーの見解がいくらか似ているのは偶然ではない。無論、レインはアルトーのように強引なやり方で胸中を吐露することなどまったくなかったし、そういうことができる質でもなかった。結局のところ、レインは精神科病院で九年間患者として過ごしたわけではなく、彼自身が精神科医であったのだ。しかし年月を経るにつれて、レインの見解やレトリックの一部はアルトーに近づいていった。

初版の四年後に発刊されたペリカン版『ひき裂かれた自己』の序文で、レインは次のように書いている。

私は、依然として、本書で〈彼ら〉について書くばかりであり、〈私たち〉についてほとんど書いていない……。「人間は機械である」と語る人は偉大な科学者であるもしれない。「自分は機械である」と語る人は精神医学の専門用語では「離人症を患っている」とされる……。ある精神病院に入院している一七歳の少女が「自分の内側に原子爆弾があって怖い」と私に語った。それは妄想である。自分たちには最後の審判の日をもたらす兵器がある、と自慢げに脅す世界の政治家たちのほうが、「精神病的」とのラベルを貼りつけられた数多くの人びとと比べて、はるかに危険であり、よりいっそう「現実」離れしている。

(DS: 11–12/tr.: 6–7)

レインはもはや外側から精神病状態について書こうとは思っていない。すなわち、それが記述している状態以上の判断をくだし、その状態を根源的に考察する立場から書こうとは望んでいないのだ。古典的な精神医学者たち――クレペリンやブロイラー、そしてヤスパースやブロイラーの息子マンフレートのようなより啓蒙された次世代――は、狂気と正気のあいだに根本的な断絶があると考えていた。これに対してレインは次のように異議を唱えている。

かくして私は次のことを強調したいと思う。私たちの「正常」で「適応的」状態はエクスタシーの放棄、つまり真の潜在力に対する背信である場合があまりに多い。そして、私たちの多くは、偽りの現実に適応すべく偽りの自己を獲得することにあまりにも成功しすぎている。

(DS: 12/tr.: 8)

対人コミュニケーションに起きる不意の変化を研究した時期が終わると、レインは精神病の問題に立ち返った。しかし、そこには相違点があった。精神病的と記述される行動にいたる理由を分析するかわりに、レインは、おそらく精神病者の言説は異なる次元を持ち合わせてもいるのだろうと示唆している。「正常な」コミュニケーションのマトリックスにおいて普通ではない精神病的発話を理解しようとすることがもはや問題とはならない。いまやレインは、精神病者の経験がエクスタシーの領域の端緒となるかもしれないと提案しつつある。私たちの正常性がそのエクスタシーの領域を自分たちの生から締め出していたのだ。レインはこの事柄について著しており、その大部分が『経験の政治学』にある二つの章「超越的経験」と「一〇日間の旅」に収められている。「超越的経験」のなかでレインは次のように述べている。

［狂人は］たとえ深い惨めさや崩壊を示していても、私たちにとっての聖なる秘儀の司祭となりうることも多い。周知のように、存在することの場面からの追放者である狂人は部外者、異邦人である。彼はみずからがその内へ沈下していく虚空から私たちに信号を送っている。その虚空は、私たちが夢想だにしない存在が住みついているようなところなのだ。かつてその存在はダイモンとか霊魂とかと呼ばれ、つとに知られ名づけられていた。狂人は自己感や自分の感情を失っている。そして、私たちが知っているような世界での居場所を失っている。彼は自分が死んでいることを私たちに伝える。しかし、こうした狂った幽霊によって私たちは気持ちのよい安全感から逸らされてしまう。この幽霊は、無意味な幻影と声とともに私たちにつきまとうからだ。私たちは、この幽霊を追い払い、浄化し、治療するよう駆り立てられるように感じる。(PE: 109–110/tr.: 141–142)

この文章はアルトーが書いたとしてもおかしくない。もっとも、アルトーならばさらに毒気をもって吐き捨てていたことだろう。また、著名な精神医学者の言葉を引用して、それからその素材を再解釈するというのがレインの習わしだったので、レインは同じページの下部でカール・ヤスパースの『精神病理学総論』

(1962)から、ひとりの患者の報告を引用している。その患者は、精神病状態にあるときに「別の世界」に入り込んだ経験を述べている。患者の話はきわめて長い。そのなかで、患者は、霊界や「生命の源」を知るにいたった事情や死に立ち入る必要性を体験した様子について説明している。回復したあと、彼はそうした経験が自身にとって非常に価値があると感じていた。ヤスパースは、こうした語りを混沌とした混乱状態として片づけることはできないと認めているが、それでもなお、それを病的なこころの表れとみなしている。対照的にレインは、それをスピリチュアルな探求の明晰な記述とみなした。

レインはみずからの見解を立証する証拠を別の典拠からも引き出した。それは急増する狂気経験に関する自伝的報告であった。しばしばこうした手記から示唆されるのは(すべてではないにせよ)、精神科医が妄想体系とみなすものが、実のところ、妄想状態でなければ利用できないような領域に接触する手段である、ということだった。こうした報告すべてから、精神病状態に置かれた人が体験する危険や恐れの感覚が伝わってくる。しかし、精神病状態を抜け出した人たちにとっては、それは恐ろしくもあるが、自分を高めるものでもあった。[3]

レインもこうした文献に寄与した。『経験の政治学』にある関連するふたつめの章である「一〇日間の旅」において、レインは、録音記録から起こされたある破綻《ブレイクダウン》の報告を提示した。破綻《ブレイクダウン》は一〇日間続き、そこには別の現実へいたる旅に備わる特徴がすべて出揃っていた。この物語の主人公は、レインの友人で、彫刻家のジェシー・ワトキンスであった。彼は、事件が起こってから二七年後、レインに克明に語ったのであった。

それは一見なんの前触れもなく突然始まった。ワトキンスは、頻繁に、自分があたかも過去の存在に戻ったかのように、時間を遡っていると感じた。彼は意味不明なことを言い始めた。彼の妻は、この振る舞いに不安を覚え救急車を呼び、ワトキンスは病院に搬送された。入院中、彼は鎮静剤を投与され、一時期、保護室に入れられた。しかし、どういうわけか、これらすべてによって、彼の行く手が阻まれることはなかった。この事態は一〇日間続いた。この時期の彼は時間の逆行や自我の死という感覚を体験していた。さらに、それ以前にもそれ以降も、信心深い人ではなかったのだが、彼は十字架の道行きも経験した。その始まりとまったく同様に、旅は突然終わりを告げた。「私はこれ以上こうした事態に対処できそうにないので、事態がこれ以上進行するのを止めなければならない［と決意した］」(PE: 131/tr.: 169)。彼はそれ以上の薬物療法を拒絶し、医師はそれに同意した。それで、事態は終息した。彼がこのようなことを経験したのはこれ一度きりであった。そして、彼は二度と繰り返したくないと願ったようだ。「そこに再び入り込むのではないかと心配している」(PE: 132/tr.: 170)。しかし、ひどく恐ろしかったが、そのおかげで豊かにもなった。

> 退院したとき……私は、あらゆることが（以前より）ずいぶんと現実感を増していると感じた。草の緑はずっと色濃く、太陽の輝きはより明るく、人びとはいっそう生き生きとして、私には人びとがずっとはっきり見えた。私は良いことも悪いこともすべてよくわかるようになった。私はよりいっそう鋭敏になった。 (PE: 136/tr.: 175)

活字となっているほかの報告も併せて、この精神病的破綻《ブレイクダウン》の報告からレインは次のような結論にいたった。精神病的破綻《ブレイクダウン》に含まれるある要素は、破綻《ブレイクダウン》が、崩壊のみならず、なんらか別の現実と接触するための方途となる経験でもあることを示唆している、と。このような状態を病理と考えるのは必ずしも正しいのだろうか？　レインの回答はきわめて明確である。そこにある苦しみは否定しようがないが、ときに精神病経験が示す別次元の存在に私たちはこころを開き始めるべきである、と。

この論理展開は並々ならぬ反響を巻き起こした。レインはまさに常軌を逸したのだ。たとえば『ひき裂かれた自己』において、実存主義の伝統の内部で統合失調症の行動を分析することは、統合失調症の家族のなかできちんと機能していない事象を示唆するためなら申し分ない。しかし、このことと、精神病者が「正常な」人には接近できない神秘の領野の求道者であると示唆することはまったくの別問題であった。

レインの仕事のこの部分に対して強烈な反応が生じた。その程度は、レインが述べているような内容とはまったく不釣り合いであった。彼がついぞ抱いたことのない見解が、彼のものとされた。彼の見解は誇張され、文脈を無視して引用され、まったく新しい意味を付与された。彼は、いまも昔も、狂気を美化して語っているといわれている。人生が豊かになるということで、人びとに発狂することを彼は勧めていた。しかし、レインの著作をくまなく読めば、こうした反応を正当化する部分がほとんどないことに気づいて驚くことだろう。彼がこの主題について書くときはいつも、ある程度、周到に警告を発していたようだ。[4] ジェシー・ワトキンスの「旅」へのコメントのひとつで、レインは次のように述べている。「こういう経験をすると、人はひどく混乱するだろうし、結末は悲惨なものとなるかもしれない」(PE: 128/tr.: 166)。この文章の続きを引用するが、そこにはレインの態度の特徴が表れているように思われる。

> 狂気がすべて破綻《ブレイクダウン》である謂われはない。突破《ブレイクスルー》ともなりうるだろう。狂気は、奴隷化、実存的な死であるだけではなく、潜在的には解放、再生でもある。
>
> (PE: 110/tr.: 142: 強調は追加)

あるいは

超越論的な経験をもつ精神病者も一部存在している。……しかしながら、精神病経験には、正気の経験よりもこうした要素がより明白に含まれている、と言っているわけではない。

（PE: 112/tr.: 145: 強調は追加）

さらに

統合失調症と呼ばれる人びとのなかには（全員ではないし、必ずというわけでもない）、言葉、身振り、行動のなかで（言語的に、前言語的に、運動的に）異常な振る舞いを見せる人もいる。時々ではあるが（いつもではないし、必ずというわけでもない）、この異常な振る舞いが（すでに述べたように、視覚と聴覚を通じて、私たち他者の前に姿を現す）、故意に、あるいは知らず知らずのうちに、その人物が経験している異常な経験を表出していることもある。時々ではあるが（いつもではないし、必ずしもそうでもない）、異常な振る舞いによって表現される、これら異常な経験が、潜在的には秩序ある自然な経験の流れの一部のように見えることもある。（PE: 102/tr.: 130）

レインは続けて、「治療」がこの自然な経験の流れを妨げることも多いと付言している。こうなると、これ以上周到に言葉を濁す発言は想像できない。いかなるときでも、破綻《ブレイクダウン》が「奴隷化、実存的な死」でもあるという事実をレインが見失うことはなかった。それで、これらの見解がかくも強烈な反響を巻き起こしたのはどうしたことか？　その理由の一部は、レインの見解が『理性と暴力』の共著者であるディヴィッド・クーパーの見解と混同されたことにある。本書以降のクーパーの著作はすべて、レインの著作と比べて、はるかに抑制を欠いている。家族や母子関係に関するクーパーの見解は時として極端であった。実際、クーパーは精神障害者を反圧制闘争における先陣に不可欠の存在とみなしていた。レインがこうした立場をとることは一度もなかった[5]。ほかにも多くの点で、両者の見解には開きがあったのだが、大衆の認識では、彼らの語る内容は同じであった。真剣な論評者のなかでさえも、両者の見解が有する明らかな相違点にまったく目もくれず、二人に接触した者がいた[6]。

レイン以前に、精神病的破綻《ブレイクダウン》は治癒プロセスでもあると考える人が存在していたことにも注意すべきである。いくつかの点で、人間は破綻《ブレイクダウン》する必要があるという捉え方は、まったく標準的といってよいほどの心理療法的態度である。人びとが前進し、変化し、自分自身を癒すためには、退行してみずからを拘束している防衛を切り崩す必要がある。しかし、そこにはおそらく次のような違いもあるだろう。この破綻《ブレイクダウン》は分析空間の境界内できちんと発生するよう意図されているのだ。レインの念頭にあるのはまた別物である。精神病に関するこうした見解の十全な表出にして明確な表現については、「ダブルバインド」を理論化したグレゴリー・ベイトソンがすでに明瞭に述べていた。彼は、一九世紀の精神病の報告『パーシヴァルの語り』を編集したが、そのイントロダクションで次のように述べた。

ひとたび精神病へ投げ込まれた患者には走破する道のりがあるようだ。いわば、彼は発見の旅路に船出するのである。この旅路は、患者が正常世界に帰還することによって初めて完結する。こういう旅路に一度も船出をしたことのない人たちとは異なる洞察を携えて、患者は正常世界に還ってくるのである。統合失調症エピソードがひとたび始まると、通過儀礼（死と再生）のような一定の道のりを辿るようだ。この新参者は、家庭生活や偶然の状況によって、そうした道のりに投げ込まれたのかもしれない。しかし、その道のりについては、たいてい内発的過程によってその方向が定まるのである。

こうした展望からは、自然治癒が生じても問題とはならない。自然治癒は、過程全体の究極的かつ当然の帰結にほかならない。説明を要するのは、こういう旅路へ船出する多くの人がそこから帰還することができないという事柄である。この場合、最も豊かでよくできた幻覚体験をもってしても救われないほどに、あまりにも不適切な家庭生活や施設における世話《ケア》の経験と遭遇しているのだろうか？

(Bateson, 1974: xiii-xiv)

ここで、ベイトソンが、精神病の「ダブルバインド」理論から、どのようにこの一見して相当に特異な概念化に進んだのかという議論に立ち入ることはできない。[7] しかしながら、ベイトソンは、精神医学分野に携わる以前に、人類学者としておこなった広範なフィールド・ワークから通過儀礼にかなり精通していた、と述べておいてもよいであろう。[8] ここで最も重要なのは、この定式化がレインの定式化と実質的に同一ではないにしても、どれほど似ているのかということにある。それは偶然ではなかった。レインはベイトソンの研究を知っており、実際に『経験の政治学』の「分裂病的経験《ママ》」の章に先の一節も引用している。レインが、こうした見解に対して優先権を主張したことは一度もなかった。

かくして、レインは精神病を単なる病気とみなす必要はないと考えた。彼は、精神医学を疎外された「正常性」の科学、つまり私たちの疎外された世界を代表するものとみなした。それゆえ、精神医学は非人間的理論であり、「非人間的理論であるならば、不可避的に非人間的結果へいたることになるだろう」(PE: 45/tr.: 52)。彼は、精神医学が疎外された理論であり、その実践は暴力に基づいており、この暴力が存続していると考えただけではなかった。そのうえ、彼は、私たちの生きる世界が疎外によって特徴づけられていると捉えてもいた。彼の見るところでは、私たちの社会は病気になり、神聖なるものから私たちを遠ざけているのだ。

これらの見解は特段、目新しいものではなかった。つまり、これらすべて、レインに言及しなくても組み立てることができるものだった。ほぼ同じことをいっている人たちもいた。しかし、こうした視点を述べるために何名もの著作家を引き入れなければならないところ、レインはそれについてすべてを語り尽くしている、という事実は、相当に腹立たしいものであろう。さらに、それについて述べるレインの語り口も少なからず影響していた。


人間の多くの行動は経験を消去しようとする一方ないし双方の試みとみなすことができる。……大人になると、私たちは幼少期の大半を忘れてしまう。その内容だけではなく、その風味も忘れてしまう。私たちは世間を知っているが、内的世界の存在についてはほとんど知るところがない。……こうした事態は、私たちの経験がほとんど信じがたいほどに荒廃していることを示している。そこには成熟、愛、喜び、平和をめぐって、空疎なお喋りが存在している。……私たちが「正常」と呼ぶものは、抑圧、否認、分割《スプリッティング》、投影、取り入れ、その他さまざまな経験を破壊する作用の産物である。それは存在という構造から根本的に疎外されている。……眠っている、無意識である、気が狂っているなどの疎外の状態は、正常な人間の条件である。(PE: 22–24/tr.: 20–23)

こうした語り口のおかげで、レインは同業の専門家たちに慕われなかったのだ。

レイン自身の範囲内では、これらの見解は筋が通っており、徹頭徹尾、首尾一貫している。レインは、多くの症例検討から明らかなように、精神的苦しみに対して強い共感を経験していた。対人暴力の問題に立ち向かうときはいつも、彼は、狂人の行動ではなく、架空の(ジルとジャック、あるいはドストエフスキーやサルトルの登場人物)、あるいは現実の(統合失調症者の母親、父親、同胞)「正常な」人びとを例として挙げた。レインは狂気にかわって申し立てをする。虐げられているのは狂人のほうなのだ。当初からレインは彼らの「内的」性質に訴えかけた。『ひき裂かれた自己』においては、偽りの自己体系のもとで消えるのは本当の自己であった。後期の著作で彼は「普通の」人びとのなかにはこの本当の自己が存在していないことに絶望した。同じ文脈で、レインは、フロイトを称賛する変わった方法を見つけ出した。

フロイトが私たちの時代と関連をもつとするならば、それは主として彼の洞察の賜物である。そして、かなりの程度、普通の人が、人間の可能性の委縮し干からびた断片であることを例証したおかげである。(PE: 22/tr.: 21)

「正常性」という状態に絶望しながら、レインは精神病経験の一部に備わる性質に魅了された。しかし、ある違いを指摘するなかで、彼はひとつの矛盾に陥った。本当のもの、つまり本来的なものは「内的」自己、あるいは超越論的なもののなかに存在する。一方で、ガラクタを構成しているすべての事象は、人と人とのあいだで起こる。別の言い方をするならば、レインは、人間のかかわり方を分析するなかで「人間の科学」を確立しようとしたが、彼によると、絶対的〈真実〉は、たとえ自己が超越論的領域に広がっていくにしても、内的自己のなかに存在している。このような物事の図式が袋小路に入っていくことに気づくまでにはそれほど時間はかからないだろう。

この袋小路の萌芽は、二つの異なる領域(本当の自己と偽りの自己体系)を仮定した『ひき裂かれた自己』のなかに認められる。それにもかかわらず、このことはレインが到達した結論と必ずしも結びついていない。本当の自己/偽りの自己という見解を主唱した別の人物であるウィニコットは、違った形でその問題を解決した。基本的にウィニコットはその区分にかかわらず、そのかわりに内部／外部という弁証法を免れる「第三領域」、つまり遊ぶことの空間という概念を提示した。これによりウィニコットは、精神分析の流儀のなかで最も独創的な考え方をいくつか定式化することができたのだ。[9]

しかし、解決手段を実際に見出すことはついぞなく、レインは二元論をまさに限界まで推し進めた。レインが脚光を浴びていたそのときに、この矛盾に気がついた者は多くなかった。[10] とりわけ、狂気と圧制に関するレインの見解は、そのレトリックの水準で受け取られていた。ある人たちにとって彼は預言者であったが、別の人たちにとっては危険なほどに無責任な人となっていった。

最終的に、『経験の政治学』の巻末にレインがつけ加えた『極楽鳥』が局面を決定づけたのだろう。厳密にいえば、本章は精神医学と無関係である。それはあくまで文学作品であり、意識の流れを詩的に表現しているのだが、それが医学研修、故郷グラスゴー、ある東洋的心象に由来する不気味なイメージで遮断されるのだ。本章は、自説の正しさを証明しようともしておらず、ある論点を有するエッセイでもない。この種の著述がたいていそうであるように、本章は理性ではなく、美的感受性に訴えかけるものである。しかし、多くの人たちにとって、本章は、ただただやりすぎだった。「私があなたを刺激し、あなたの惨めなこころからあなたを追い立て、私があなたに知らせてあげると伝えることができるならば」(PE: 156/tr.: 203) という結びの文章は、どういうわけか、レインの気が狂った証拠とみなされた。本論全体がＬＳＤによって誘発されたと考える人もいたが、レイン自身がついに発狂した証拠と捉える人たちもいた。もし本論が職業作家によって書かれ、定期刊行の文学選集にでも公表されていたならば、動じる人はいなかっただろう。しかし、ひとりの精神科医が書いたとなると……？　おそらく、アルトーは、結局のところ正しかったのだろう。

〔原　注〕

〔1〕精神疾患の器質的原因を立証することにおける大躍進《ブレイクスルー》は一九世紀まで遡る。一九世紀において、ある種の狂気が梅毒と結びつけられた。このため、精神科医は、疾患の器質モデルをさらに発展させる希望を抱いたのだが、それ以降、他に匹敵する発見は存在していない。

〔2〕しかしながら、レインは自身の絶筆『レイン　わが半生』（WMF: 13/tr.: 28–29）のなかで、アルトーの「ファン・ゴッホ——社会が自殺させた男」の一節を引用した。

〔3〕最もよく知られている報告には、カプラン（Kaplan, ed., 1964）による精神病経験報告のすぐれた編集に加えて、コート（Coate, 1964）とベイトソン（Bateson, ed., 1974）によるものがある。

〔4〕このことを指摘している論評として唯一思い浮かぶものがある。すなわちブリトン（Britton, 1974）の論評である。

〔5〕当該の著作は、とりわけ『反精神医学』（1967）と『狂気の言語』（1980）である。

〔6〕たとえば、ジェイコビィ（Jacoby, 1975）の著書を参照のこと。そこではレインとクーパーが区別されずに扱われている。

〔7〕ダブルバインド理論以降、ベイトソンは、自己に関してある種のサイバネティックスの定式化に着手した。この観点からは、自己はサイバネティックス・モデルに従う相互作用システムとされる。このようなシステムは根本的には不完全であるので、いくらかの修正経験を要するのだが、精神病はこの修正経験のうちのひとつたりえる。おそらく、この立場を最も明確に述べているのは、アルコホリック・アノニマスの仕事を論じたベイトソンの論文であろう（Bateson, 1973: 280–308/tr.: 420–455）。

〔8〕ベイトソンは、ニューギニアとバリで、当時の傑出した人類学者であったマリノフスキー Malinowski とラドクリフ゠ブラウン Radcliffe-Brown の二名とともに仕事をした。実のところ、ベイトソンはバリ社会の観察以降に、薄々であるがダブルバインドに初めて気がついたのだ。

〔9〕ウィニコットの偽りの自己／本当の自己という概念は、「本当の、および偽りの自己という観点からみた、自我の歪曲」（Winnicott, 1960）において発展した。遊ぶことという概念は、『遊ぶことと現実』（Winnicott, 1982）のなかに登場する。この問題のより広範な議論については、コトヴィッチ（Kotowicz, 1993）を参照のこと。

〔10〕この問題に取り組んだ二名の論評者は、セジウィック（Sedgwick, 1972）とジェイコビィ（Jacoby, 1975）であった。

第5章　精神医学と自由

I　レインの臨床実践

精神病を実存主義的に記述し、家族のコミュニケーションについて分析して理論を組み立て、精神病的破綻《ブレイクダウン》にある超越論的要素について語る理論家。その背後には、医師にして精神医学者、そして精神分析家であるレインも存在している。レインは、確固たる知的意欲を有していたが、机上でものを考える安楽椅子精神科医ではなかった。彼の著述は、臨床経験に十分深く根ざしたものであった。彼は医学の研修を受けた後、精神科病院に勤務した最初の数年間で、想像しうる限り最悪の状態にあった人びとに接した。他人たちと同じく彼も変わらずに専門職にありつくこととなったが、そこから彼が抜け出したのは、患者が人間として扱われなければならないというシンプルな信念を抱いていたからである。この信念は当然のことのように思われるだろう。しかし、主流派の精神医学が正反対の信念——要するに、正気と狂気のあいだには架橋できない深淵が存在しているという考え——に依拠していることを思い起こせば、おそらくそこまで当然のこととは思わないだろう。レインは、この点を倦まず弛まず指摘してきた。こんなわけなのでハリー・スタック・サリヴァンの次のような声明がそれほどに多く啓示的な洞察として引用されてきたのである。「私たちはみな、幸せで成功していても、満足し冷静でいても、悲惨であったり、精神を病んでいても、その他どのような状態であっても、とりもなおさず等しく同じ人間である」(Sullivan, 1953: 16/tr.: 26)。

精神病院に職を得た駆け出しの頃から、レインのアプローチが一風変わっていたのはすぐに目立っていた。慢性症例であふれかえった難治女性病棟にレインは配属された。「彼女たちは、たいてい、数年にわたり入院していた。彼女たちは、たいてい、電気ショック療法やインスリンショック療法を受けていたが、効果はなかった。ロボトミー手術を受けた者もいた。これは行き詰まりだった」(WMF: 114/tr.: 237)。病棟が騒々しいのは日常茶飯事だった。病棟が緊迫していたので看護師たちはいつもピリピリしていた。だらしのない格好をした患者たちがあてもなく歩き回っていた。二人の精神科医を連れ立って、レインはある実験を遂行する決意をした。彼らは個室を一室用意できるように手配した。その個室は明るく広い部屋であり、備えつけのベッドはなかった。一一名の女性が選ばれ、病棟ではなくその部屋で日々を過ごした。そこで、彼女たちは編み物や縫物をしたり、読書をしたり、そのほかの気晴らしに勤しむことができたし、単に無為に過ごすこともできた。二人の看護師が彼女たちの担当となった。看護師の仕事は、一一人の女性とともにできるだけ多くの時間をその部屋で過ごすことだけだった。看護師は、病棟にいる残りの患者たちの生活に関与することを免除されていた。すぐさま、とても著しい変化が生じた。一週間もしないうちに緊張が緩んだ。その患者たちは「行儀よく振る舞い」、看護師を思い悩せることもなかった。経過とともに、状況はさらに改善していった。調理設備が備えつけられ、患者と看護師は個人的な関係を築き始めた。看護師の助けを借りて、レインは変化を記録し続けた。そのプロジェクトに参加した二人の精神科医、キャメロン Cameron とマッギー McGhie と共著で、レインは、一九五五年の『ランセット』に「慢性統合失調症者の看護《ケア》における患者と看護師に対する環境の変化の影響」という実験報告を発表した。本論文の数行に目を通せば、後のレインの著作で典型的に認められる関心事の一部がわかる。

［私たちは］この作業の出発点を、適度に持続する対人関係を発展させる機会を患者と看護師に与えるという考えに置いた。……思うに、私たちの経験から、患者とスタッフのあいだの障壁は、患者だけが作り上げたものではなく、相互に構築されたものであることが示された。この障壁を撤去するもの、それは相互活動なのである。

(Laing, Gameron, McGhie, 1955: 1384)

結果は実に有望であった。女性たちの状態は著しい改善を見せ、一年後には一一名全員が退院となった。その後、示唆に富む後日談が続いた。病院外で事が起きた。その一八ヵ月以内に、一一人の女性全員が再入院となった。

この経験についてレインはさらに二度ほど詳述した。一度目は『生の事実』のなかであり、二度目は自伝『レイン わが半生』[1]のなかであった。後者の自伝のなかで、レインは、初心の精神科医としての日々から順を追って別の興味深い物語を話している。その物語は、グラスゴー大学精神医学部門の精神科病棟への三度目の任命のときのものである。そして、それはレインが公表した最後の症例である。軽妙ではあるが胸に突き刺さる筆致であり、それ以前に発表された症例と比べても遜色がないほど良質の報告である。それは一四歳の少年の物語である。ある日、帰宅した少年は、母親が死んでいるのを発見した。母親は結核を患っており、嘔吐物と血液で窒息死していたのだった。それ以降、父親は「母親が病気になったのはお前が生まれたせいだ」と少年に言い続けた。そして、二ヵ月経ったある日、帰宅したその少年は、居間で縊死している父親を発見した。まもなく、少年はわけのわからない言葉を早口で喋るようになり憔悴し、ついには入院となった。少年は、実に不快な状態を呈していた。少年は悪臭を放ち不潔だった。幻覚が認められ、脱抑制状態にあった。彼が病棟をよろよろ歩いていると、少年を見る人すべてがやすやすと彼に嫌悪感を抱いた。なので少年は忌み嫌われ、疎まれた。少年の予後は不良とされ、長期入院病棟への入院が検討された。この入院措置が大なり小なり意味するのは、慢性統合失調症患者として生涯を送ることだった。少年が当病棟で過ごした数週間で、レインは一日に少なくとも一時間少年と話をした。本当に悲惨な状態ではあったが、少年には可能性があるとレインは感じていた。レインの考えうる限り、長期入院病棟以外の唯一の選択肢は、少年を自宅に連れて帰り、自分とその妻、三名の子どもと生活をともにすることだった。レインの子どもは全員、四歳以下であった。この試みは目覚ましい成功を収めた。少年は急速に改善し、三ヵ月後には里親が手配された。そして、その後、少年が再入院することはなかった。レインは、少年の劇的な改善の一因について相当正確に理解していた。

この冒険的な試みの成否の一切が、少年とアン［レインの妻］の関係にかかっていることは、私にはまぎれもなく明白なことだった。いままで私が出会ってきたなかで、彼女は感情の点で偽善的なところをまったく持ち合わせていない人である。また、彼女は他人のなかにある偽善にまったく我慢がならない人である。この理由で、アンは狂気に陥る材料を少年にもたらすことがほとんどなかった。そして、彼女は、少年がその種の物事を考えないですむようにした。それで、彼女と少年はよい関係を築いたのだ。

（WMF：142/tr.：291）

まったくシンプルな話である。しかし、この物語にはそれ以上のことがある。つまり、そこにはレインその人も信頼に値したという事実がある。いうまでもなく、少年を自宅に連れていく前に、レインは少年とよい信頼関係を築く必要があった。実際、レインは病棟での二人の会話を記述している。少年は、きわめて奇想天外な参照系を宿していた。少年の信念によると、自分は宇宙線に冒され、ある謎めいた使命をもつ人びとの世界規模のネットワークにおいて不可欠な存在であり、病棟は一種の天空の宇宙船であり、たまたまそのなかに自分も乗っているのであった。少年が語った物語が実際にどのようなものであったかということは、ここではさほど重要ではない。しかしながら、ここからわかる重要なことは、レインが最も気のふれた会話にもやすやすと入っていける能力を備えていたという事実である。彼の臨床力においてこの能力は重要であった。レインは、なんの苦もなく、精神病者のテリトリーで精神病者と出会うことができた。このことを心底納得させてくれるおもしろい話がある。

レインは合衆国を何回か訪れたが、そのうちの一回の訪問中に、とある精神科病棟に案内された。彼はある部屋を見学した。その部屋には、裸で床に座り込み、身体を揺すっている少女がいた。彼女は、数ヵ月間、誰とも口をきいていなかった。スタッフは、統合失調症患者の偉大なる導師であるレインが、この症例を扱う手並みを見たいと願っていた。レインはその部屋に入り、衣服を脱いで裸となり、その少女の隣に座り、彼女と一緒に身体を揺すり始めた。二〇分もしないうちに、二人はお喋りをしていた。部屋を出ると彼は驚きの表情を示した。自分と同じことをしようと誰も思いもしなかったなんて。[2]

ほかの多くの症例記述でも同じことだが、こうした記述からわかるのは、レインが真に臨床的・治療的な天賦の才を備えていたことだ。しかし、彼は治療実践をくわしく説明する事柄を一切記載しなかった。実存主義用語やコミュニケーション論用語を使っているとはいえ、レインが提示している症例研究は、そのほぼすべてが状態像記述に集中しており、治療プロセスに関しては一切触れられていない。この意味で、レインは古典的精神医学文献の型どおりなのである。グラスゴーからロンドンに転居後、レインは精神分析インスティテュートで精神分析家として厳しいトレーニングを受けた。このことは精神分析の言葉を多彩に用いているところに表れている。とはいえ、このトレーニングがレインの臨床作業のやり方に多大な影響をおよぼすにはいたらなかったようだ。レインは個人開業をしていた。しかし、毎週毎週、長期間にわたる単調な分析作業をすることに耐えられるような気質をレインは持ち合わせていないのではないか(とはいえ実際のところはそのような分析作業をしていたのだが)という印象は拭えない。レインは、苦心して結び目を解くよりも、みずからの直観に頼って快刀乱麻を断つほうを好んでいたらしい。すこぶる興味深い一例があるので、それに触れれば、この結び目を切り離すことの意味がわかる。本例の出典は、レインの著作ではなく、レインのワークショップでの映像である。[3]

ある若い女性がレインに話をしている。彼女をずっと悩ませている問題だ。六、七歳のとき、彼女は父親による性的虐待を受けた。しかし彼女は、父親が自分と性交したのかどうかを思い出せないのだ。父親は自分と性的な遊びしかしていないと思うときもあれば、父親は一線を越えていたと感じるときもある。記憶はあまりに捉えどころがなく、彼女がいくらその出来事を思い出そうとしても、出来事の記憶は不明瞭なままである。彼女は思い出せないことで身動きが取れなくなっている。それが彼女の問題である。彼女の話を聴いて、レインは「あなたの未来がそれで決まるわけではない」と返している。さらに続けて彼は、彼女に次のように伝えている。彼女がそのことを認識さえすれば、そのとき初めて、彼女はその出来事に悩まされることなく、その出来事を自由に思い出すこともできるようになるだろう、と。

このシンプルな返答にはどこか魔法めいたところがある。それがまさに、その女性が囚われていた悪循環を切断するのである。レインは問題を再定義している。その出来事を詳細に思い出そうと必死に努力する当の女性に同調することなく、レインはまずそのことから彼女を解き放とうとしている。レインは、彼女にある信念を捨てるように求めている。おそらく、これより以前に、彼女の信念に疑問を呈する人などまったくいなかったのだろう。その彼女の信念とは、自分の人生で今後起こる一切のことが、その出来事を正確に思い出すことができるかどうかにかかっている、というものである。レインは彼女に「そのことは忘れなさい」という類のことを言っているのではない。このことを強調しておくことは大切である。自分がそのことから自由になれると彼女が認識すれば、自由に思い出すこともできるようになるのだ。彼女は、自分の問題を封入していたフレームの外側に踏み出さねばならない。(当の女性がレインの応答をどのように理解したのかについては知る由もない。映像に映る彼女は相当驚いた様子である。あたかも、こうしたわかり切った考えが思い浮かぶことはついぞなかったかのようである。無論、これは印象に過ぎないのだが)。

II　キングスレイ・ホールの運営と実際

数少ないものの、こうしたヴィネットから、患者とともにいるレインのその時々の様子について情報を落ち穂拾いできる。レイン自身の説明[4]や流布している逸話からわかるのは、控えめにいっても彼のアプローチが異端であることだ。通常の手順と似ているところがあるとすれば、診察室での患者の診察は予約制であったことくらいのものである。(このルールでさえ、必ずしも例外を許さないものではなかった。というのも、彼は患者と公園で散歩することで有名でもあった)。そのことをのぞけば、なにが起こってもおかしくなかった。たとえば、レインは、数年間にわたり、診察室でＬＳＤを実験的に使用していた。[5] しかし、レインは自分の治療実践についてなにも書かなかった。そして、彼と専門を同じくする多くの人びとと違って、症例研究で名声を確立しようともしなかった。けれど、彼の名前といつも結びつけられる症例がひとつある。メアリー・バーンズ Mary Barnes である。彼女は、レインの最も野心的なプロジェクト、キングスレイ・ホールという共同体《コミュニティ》の関係者でもある。

キングスレイ・ホールは、理論上の確信と実践を集積させたレインの試みであった。キングスレイ・ホールは、通常であれば精神科病院に逢着するような人びとのための避難所《アサイラム》となるはずであった。そこは、人びとが、精神医学的介入の干渉を受けずに、みずからの精神病を生き抜くことができるような場所であった。そうした考えがそれまでまったく存在しなかったわけでもない。すでに、マックスウェル・ジョーンズ Maxwell Jones が、ある時期、ミル・ヒル病院で治療共同体《コミュニティ》を運営していたし、ちょうど、デイヴィッド・クーパーは、シェンレイ病院のヴィラ21という実験的精神科病棟を開設したところであった。

これらの試みは、精神科病院内で運営されたプロジェクトであった。キングスレイ・ホールは、当初の構想から、いかなる医学的ヒエラルキーからも完全に独立していた。レインは、数名の同業者と共同して、フィラデルフィア協会という公益財団を立ち上げた。新しい共同体《コミュニティ》に法的基盤を付与するためのものだった。医療専門職の規則から離れたおかげで、レインと同僚たちは、自身のヴィジョンに従って、このプロジェクトに着手できた。彼らは、患者とスタッフという伝統に縛られた役割が演じられることのない環境を自分たちの共同体《コミュニティ》のなかに創り出そうとした。このプロジェクトの背後では、医学研修を受けた人びとが駆動力となっていたとはいえ、援助者として当共同体《コミュニティ》への参加を希望する者ならば誰であっても、医学資格のようなものを求められることがなかった。共同体《コミュニティ》の全メンバーは、役割の分け隔てなく、同じ場所で共同生活を送ることになっていた。共同体《コミュニティ》は、治療センターではなく、苦悩する人びとを迎え入れる場所となる予定であった。

ふさわしい建物を見つけるのに時間がかかった。一年間捜した後に、東部ロンドンにある大きな家で五年間の賃貸契約を結んだ。収容人数は一五名であった。ほどなく新しく結成した協会のメンバーがほとんど転居した。やがて「患者」用の居室は満室となった。メアリー・バーンズは、最初の入居者のひとりであった。それから共同体《コミュニティ》で最も有名な住人となった。自身のセラピストであるジョゼフ・バークと共著で、彼女は『狂気をくぐりぬける』という本を著した。自著のなかで彼女は次の事柄を著している。幼小期、青年期、初めての破綻《ブレイクダウン》、病院での治療（とりわけ電気ショック）、レインとの最初の出会い、アーロン・エスターソンとのセラピーを受けながら、共同体《コミュニティ》が立ち上がるまで一年以上待ったこと、そして、ついに共同体《コミュニティ》に移り住んだこと。共同体《コミュニティ》で、彼女は、ほとんど幼児状態にまで退行した。食事を拒否し、部屋の壁に排泄物を塗りたくり、さらには自分自身にも塗りたくなった。その後、周囲からの励ましを得て、彼女は絵画を描き始めた。一連の「良くなったり悪くなったり」（メアリー・バーンズ自身の表現）を経験しながら、彼女は徐々に狂気から抜け出していった。ジョゼフ・バークの執筆部分では、共同体《コミュニティ》が機能した様子についてより詳細に記述されており、メアリー・バーンズとの作業がバーク側からの視点で提示されている。それらすべてがとても感動的な報告となっており、至極すばらしい物語であるので、メアリー・バーンズの「狂気の旅」が名声を博したのも頷ける。

本書は、キングスレイ・ホールについて私たちが知るための重要な情報源にもなっている。本書をのぞけば、キングスレイ・ホールについて多くの紙幅を割く著作は存在していなかった。[6] 共同体《コミュニティ》がまだ活気に満ちていた頃、レインは「メタノイア――キングスレイ・ホール（ロンドン）でのいくつかの経験」（Laing, 1968）という論文を著した。しかし、本論文は、彼の主要な刊行物（『経験の政治学』と『家族の政治学』はこれ以前の論文と講演を編纂した著書である）のどこにも再録されなかったので、ほとんど知られていなかった。『家族の政治学』を上梓した数年後に、レインは本プロジェクトについて見開きの「報告」を著した。そこには、基本的に無味乾燥な数字が羅列されているだけで、解説はなかった。それをのぞくと、なにもなかった。

しかしながら、ほぼ不詳の状況からも、十分に明快な様子が立ち現れる。キングスレイ・ホールは完全な独立組織であり、それを発足させたグループは伝統的な精神医学の役割普及に深く関与していた者たちだった。それはたやすいことではなかった。すでにグラスゴーの精神科病院時代に書かれた処女論文のなかでレインは、患者とスタッフのあいだにある障壁は相互に構築されたものであり、この障壁の除去も同じように相互の活動を要するに違いないと書き留めていた。結局、医師であるという厳然たる事実が、レインやほかの精神科医たちに威光を与えていたのだ。彼らは必ずしもそれを求めていなかったが。一例を挙げよう。メアリー・バーンズは、「きとんと訓練を受けた人たち」が自分の世話をすることを強く主張した。たとえば、バーンズが箸をつけることが絶対必要であるという危機的瞬間には、医師であるアーロン・エスターソンが説得するという介入があって初めて彼女は再び食事をとり始めることが可能となった。共同体《コミュニティ》全体の安定は、大部分、医師たちにかかっていた。そして、医師の言葉が重要視されていたことも驚くことではない。きわめて稀なことではあったが、旧態依然とした拘束衣で、拘束される必要があった人もときにいたようである[7]。

それにもかかわらず、当共同体《コミュニティ》が真に民主主義的に運営されたことには疑問の余地がない。共同体《コミュニティ》内部における権限の共有や意思決定については、真にグループの作業であった。キングスレイ・ホールに存在していた寛容のレベルはきわめて高水準のものであった。実際のところ、メアリー・バーンズはこの場所に大被害をもたらしたのだが、これは彼女に限ったことではなかった。近隣住民が寛容であったかどうかについては、多少わかっている。地域の住人にとって、共同体《コミュニティ》が発する騒音や異常な活動に耐えることは必ずしも容易なことではなかった。敵意に満ちた時期もあった。ときには、地元民がホールの窓を叩き割って、飲み会を終わらせることもあったらしい。十中八九、関係は改善されたのだろうが、責任者たちが近隣住民との折衝に労力を割くことは一切なかった。そうすることはキングスレイ・ホールの信念に背くことだった。レイン流の治療共同体《コミュニティ》は、ほとんど外界に無頓着な、ひとつの孤島、ある種の精神医療のエピクロスの庭であると受け取られていた。

入手可能な情報源から、私たちは、共同体《コミュニティ》がどのように運営されていたのかについて理解することができる。しかし、共同体《コミュニティ》を真に知悉している人物による当プロジェクトの良識ある批判的検討が待たれる。メアリー・バーンズの物語のみならず、多くの重要な問題が持ち上がっている。そして、そこから学ぶべきこともあるのだ。

差し当たって尋ねてみたくなるきわめて重要な疑問点が少なくともひとつある。それは、このレベルの関与にかかる費用の概算はどれくらいになるのかという疑問である。セラピストは、こうした共同体《コミュニティ》にどれくらいの期間居住できるものなのか？　レインは一年後に出て行った。エスターソンはレインよりも長居をしなかった。そして、全セラピストのなかで最も長く留まった者でもその期間は二年間だった。[8] 最初から最後まで留まったのはメアリー・バーンズただひとり。この事実は、なにを物語っているのだろうか？

Ⅲ　クーパーの実験病棟——ヴィラ21

メアリー・バーンズの「狂気の旅」は有名症例となった。彼女の絵画は展示され、彼女の著書は幅広く読まれた。彼女は、反精神医学的「治癒」の頻繁に引用される実例となった。というのも、「反精神医学」という用語が流布し始めたのは、彼女の著書の出版と軌を一にしていたからである。実際にこの用語を造り出したのはデイヴィッド・クーパーであり、その初出が彼の著書『反精神医学』であった。本書のなかで、クーパーがくわしく検討した領域は、レインの著作のなかに認められるものとまったく同じである。精神医学は暴力に基礎を置いている、精神病院のヒエラルキー構造は権力構造である、「統合失調症」は科学的に確立された事実ではなく一連の偏見である、それは常に家族のなかで始まる「ミクロ社会の」危機であると。そうしたラベルをつけられた「統合失調症者」は、伝統的な制度のなかで提供されるものとは一線を画す援助を必要としている。クーパーの見解によれば、精神科医たる者は、その危機から導き出すことができるガイドたるシャーマンに近い存在であるべき、なのだ。本質的に、クーパーの立場はレインの立場とあらゆる点で一致する。『反精神医学』は、クーパーがレインに最も密接な時期の著作である。端々の語調が、どちらかといえば、レイン以上に辛辣なこともある。本書を際立たせているのは、シェンレイ病院の実験病棟ヴィラ21についてのクーパーの記述である。彼は、そこで四年間過ごした。[9]

ヴィラ21は、一五歳から二〇歳までの若年男性病棟であった。クーパーは、精神科キャリアが浅い人びとには、別のアプローチが最も効果的かもしれないと考えた。患者の大部分は、すでに統合失調症と診断されていた。感情障害を罹患している患者もいた。スタッフは、看護師・作業療法士・医師という従来の組み合わせで構成されていたが、慎重な人選を受けていた。当初、病棟は、構造化された治療共同体《コミュニティ》と同様に運営をスタートされた。毎日のコミュニティミーティング、治療グループ、ワークショップ、スタッフミーティングが病棟における主要な活動であった。初期には、スタッフの役割分担はきわめてはっきりしていた。しかし、目標としては、時の経過とともに、そうした構造を緩和する予定であった。予想されるように、役割の拡散は一筋縄ではいかなかった。開始早々に明らかとなった問題は、医師の権威という問題であった。本施設では、医師の権威が相当深く根づいているため、根絶することは事実上不可能であることが判明した。それでも、この試みが続けられると、それなりの成功を収め、多くの興味深い教訓も得られた。しかし、クーパーは、この種の試みが将来実施されるならば、いずれにしても、それは大規模施設の外部で実施されるべきであると結論づけた（Cooper, 1967）。

Ⅳ　社会主義患者集団

反精神医学運動[10]は英国に留まるものではなかった。別の国々でも、精神医学の表現法に反対する動きが盛り上がり、それに取ってかわる新しいプロジェクトが立ち上がった。その始まりは多種多様であり、それぞれの目的もまったく同じというわけではなかった。しかし、それらすべてが、制度や精神医学的診断に反抗し、精神医学機構によって無価値とされてしまった人びとの法的権利・人格権・人権の回復に賛成する闘争という共通政策方針《プラットホーム》に属していた。一頃、こうした問題が耳目を集めたのだ。一九七〇年、西ドイツのハイデルベルク大学精神科病院で、とてつもない噴出が起こった。

ハイデルベルク大学病院は並みの精神医学組織ではなかった。大学附属病院であり、専門職のなかでも高い地位に就くことが嘱望されている人びとの研修の場として機能していた。また、並みの精神病院ではあまり見かけないようなタイプの患者が来院していた。患者たちは若くて高学歴であり、学生身分も多かった。その事件の助走には特段変わったところがなかった。病院長が研究について新しい方法論の導入を決めたとき、この準備段階が始まった。精神療法グループが導入されたのだが、高齢者を対象としたそのグループは病院外で運営された。このプロジェクトは、大学当局とのあいだで、困難な状況に陥った。そして約一年後、病院長であるシュパツィア Spazier が辞任した。その後任であるクレッツ Kretz は、旧態依然たる病院に復元するよう任命された。シュパツィアの助手のひとりであったヴォルフガング・フーバー Wolfgang Huber は、改革の続行を望んだ。約一年間の反目の後、フーバーはそのポストを解雇された。

こうした事態はほかの場合ならばありがちな展開といえるが、際立った要因がひとつあった。その反目の表れ方である。フーバーの議論には臨床的観点が含まれていなかった。つまり、彼は自分の手法のほうがすぐれていると、周囲を説得しようとしなかった。そのかわりに、彼は政治方面から議論した。彼は、病院がスタッフの利益ではなく、患者の利益に奉仕するように、病院を変革したいと願っていた。彼に一理あることは、彼のポスト解雇の公表された理由によって立証された。自分の時間は病棟における患者との時間に費やされるべきであると彼は主張し、学術大会への参加を拒否した。しかし、議論がどうあれ、事態はありがちな収束に向かって進行していたようだ。反乱医師はポストを追われ、すべては平常に戻る。そう思われた。

しかし、そうは問屋が卸さない。明らかにフーバーと患者の作業が深い足跡を刻んでいたのだろう、フーバー解雇の報せが病院に届くと患者たちは全体集会を招集したのだ。（彼らが文書で主張しているように、これは、精神医学史上初、正真正銘の患者による集会であった）。患者の治療を受ける権利と主治医を選ぶ権利を主張し、集会はフーバーの復職と病院長の解雇を求めた。それに対する返答は、約六〇名の患者を病院から追い出すというものであった。このとき、社会主義患者集団（Sozialistisches Patienten Kollektiv：ＳＰＫ）が結成された。患者たちはハンガーストライキを決行した。これによって、大学当局からある約束を引き出した。その約束の趣旨は、フーバーとの治療を続けることができるように別の建物を彼らに提供する、というものであった。合意は、最初から反故にされた。その建物が用意されることはなく、フーバーの処方箋はハイデルベルグ病院の薬局で受けつけてもらえなかった。曖昧模糊とした状況が四ヵ月間続いたあと、患者たちは学長室を占拠した。そして、彼らの綱領が固まった。次に、彼らは金銭のコントロール、病院のコントロール、独立した建物を要求した。さらに、彼らは、ひとつの大学団体として完全に認めるよう求めた。大学当局は、組織内におけるＳＰＫの地位を検討するために三人の専門家を任用した。しかし、そのときまでに、情勢は行きすぎていた。事態は、もはや大学の範囲を超えていた。

この複雑な展開すべてを解きほぐそうとすれば、ドイツ政界の専門家にでもなる必要があるだろう。大学や地方自治体、文部省が入り乱れ、最終的には、法的介入となった。通常のように、危険なテロリスト対策となるような大規模作戦（通りの両端の封鎖や犬の用意など）の後に、警察が構内から患者を立ち退かせた。フーバーやその仲間たちと一緒に逮捕された患者も数名いた。ＳＰＫの物語が続いた期間はわずか一年たらずだった。法による処罰執行だけが残された。収監された人も数名いた。ヴォルフガング・フーバーは、四年半の禁固刑の判決を受けた。「犯罪組織の首領」ということで可能な限り最長の刑期だった。彼の妻のウルスラ Ursula は、四年の判決であった。フーバーは、二〇ヵ月の独房期間を含む、全刑期に服した。逃亡を続け、偽名を使い、海外で数年過ごした者もいた。

こうした異例の展開は、当時のドイツの政治思潮の文脈に据えて眺めなければなるまい。その当時、学生運動はより過激な対立へその姿を変えつつあった。バーダー＝マインホフ・グルッペ Baader-Meinhof group

が活動を始めており、当局はすべての左翼グループに対して広範囲の弾圧で対応していた。これらのグループのメンバーであることを疑われると、公職に就くことが禁じられていた。逮捕や投獄は日常茶飯事であった。SPKはただちにこうした政治ゲームの渦中に巻き込まれることとなった。ほどなくして、SPKは、精神医学の圧力団体によって革命支部団体に変貌した。メディアは盛んに反SPKキャンペーンを張った。両陣営の立場が、ますます過激に、そして、ますます極端になっていった。SPKとバーダー＝マインホフ支持者のあいだで接触が起きた。この事実とSPKのレトリックが、当局に実行するための口実をことごとく与えてしまった（ちなみに、当局は、それほど多くの口実を通常は必要としない）。SPKの発する文書が提起しているのは、精神医学や精神疾患、あるいは資本主義体制によって育まれた現象としてのあらゆる疾患についての問題である。精神科患者が資本主義の圧制を体現しているのであれば、精神科病棟はそうした圧制に抗する闘争が集中的に起こる場のひとつなのだ。精神医学システムのなかでも高学歴エリートである患者たちが、自分たちを助けると主張する人びと、すなわち精神科医たちに率先して異議を唱え、革命の先鋒となった。精神医学はまったくの無法状態であることが、ハイデルベルグにおいて白日のもとに晒された。

SPKは、反精神医学の幕開け以降、最も過激で極端な精神医学史上の大事件であった。プロジェクトがわずか一年しか続かず、合法的存在として生き残るための戦いに終始しており、臨床的「結果」を生み出すことは叶わなかったため、その「臨床的」価値についてはなんともいえない。しかし、それにもかかわらず、議論のなかで、さらに精神医学者の裁判において、SPKの活動が患者の福祉に不利益をもたらしたという非難は見当違いであるとの見解も形作られた。だが、実際のところ、問題となっていたのは権限だった。SPKは、公然と、当局からの権力奪取を望んだ。しかし、SPKと権力との関係は複雑であった。というのも、皮肉なことだが、SPKは、大学の正規所属団体として認可されることを同時に求めて戦っていたからである。最終盤までには、団体名入り用紙に「ハイデルベルグ大学の社会主義患者集団」と記入されていた。反権力闘争でありながら権力への忠誠を示すこうした事態を分析するには、単なる親子関係モデルを越えたなんらかのモデルが必要となるだろう。しかし、残忍極まりない手法で、この抵抗の爆発が踏みつぶされた様相こそが最終的な記憶に残ったのだ。

V　バザーリアの地域精神医学

代替精神医学における最も偉大な実験がおこなわれたのはイタリアだった。途方もないほどの先見の明をもつ試みであった。その実験はほかのどのプロジェクトよりも長期間持続し、その影響はほかのどの地域よりも広範囲におよんだ。一九六〇年代まで、イタリアの精神医学サービスは、保護観察の方針に沿って運営されていた多数の巨大州立精神病院と少数の大学病院で構成されているに過ぎなかった。社会精神医学や治療共同体《コミュニティ》、その他の精神医学改革はイタリアでは普及していなかった。状況は、二〇世紀初頭からなんら変化していなかった。国の精神保健サービスを管理する法律が制定されたのは一九〇四年のことだった。

変化が見え始めたのは、若き精神科医フランコ・バザーリア Franco Basaglia が、イタリアとユーゴスラヴィアの国境付近にあるゴリツィア州立病院の運営職に任命されたときだった。バザーリアは、レイン同様、実存主義や現象学のテクスト読解を通して、伝統的精神医学に異議を唱え始めた。しかし、バザーリアの駆け出しの頃のキャリアはレインと異なっていた。バザーリアは大学病院に出自をもっていたが、その大学病院とハイデルベルク大学病院は非常によく似ていた。さらに、彼には州立精神収容所での実経験がなかった。

精鋭たちで構成されたチームとともに、バザーリアは、当病院を人間的環境に変えることに着手した。数十年も患者を収容し続けていた病院は、開かれた施設となる予定であった。第一段階では、身体拘束がことごとく撤廃され、窓から格子が外された。閉鎖病棟もすっかりなくなった。患者は身の回りのものを所持することが許された。この種の単刀直入な方法によって、医師－患者関係は次のような地点にまで進展した。患者みずから（バザーリアの期待どおり）、自治グループを形成したのだ。さらに、バザーリアとそのチームは、病院の敷地内に、カフェや美容室を開設した。のちにそれらは患者に引き継がれた。電気ショックは使用されなくなった。薬物の使用量は劇的に減少した。病院における主要な活動は終わりなきミーティングであり、参加を希望すれば患者とスタッフが誰でも参加できた。時代遅れの州立精神病院を開かれたコミュニティに変貌させることは簡単な仕事であるはずもなく、難事が次々と持ち上がった。その病院には、五〇〇名の患者、一五〇名の看護師、八名の医師がいた。コミュニティの性質になんらかの変化が認められると、必然的にコミュニティ内部における権力の流れも変質することになった。当初、改革をもたらしたのは、ほぼ例外なく、新しいチームであった。そうした改革は、当然、患者に向けられていた。数十年にわたり入院することで、施設化されてしまった患者も多数いた。しかしながら、看護師は、みずからの伝統的な役割がひどく侵害されたと考え、開始してまもない段階では、新しい運営体制にかなりの抵抗を示した。

本実験は、実のところ、概して大成功だった。首尾よく成功したので、バザーリアは、数年後に、自身の仕事を新段階に進める準備を整え始めた。自身の考えを弛まず発展させた結果、彼のいたった結論は、病院環境がどれほど人間的になろうとも、それだけでは不十分である、という考えだった。病院の居心地がよくなれば、おそらく入院患者は喜ぶだろう。しかし、それは依然として病院は病院にほかならず、そこには格下げと排除のイデオロギーが刻印されているのだ。病院は、精神医学の根幹にある基本的な矛盾を体現している。つまり、クーラ cura（療法、治療）とクストディア custodia（保護、庇護）のあいだにある矛盾である。この矛盾を解決するためには、施設の完全なる廃止を目標に掲げるしかなかった。この種のプロジェクトを実行するために、バザーリアは地方当局に全面的な協力を求めた。というのも、そのプロジェクトは必然的にコミュニティ全体を巻き込むものであったからだ。ゴリツィアではそうした協力を得られず、八年後の一九六九年、バザーリアはその地を去った。

バザーリアは、出立前、そのプロジェクトをしっかりと文書化した。その経験を著した書物『否定された施設』は、一九六八年に上梓され、イタリア左派の重要文献のひとつとなった。本書のおかげで、ゴリツィアは名声を博し、さらなる実験が育まれることとなった。六つほどのさまざまなプロジェクトが立ち上がり、そのなかには初期ゴリツィア・チームのメンバーが運営したプロジェクトも複数存在していた。

一九七一年に、精神医学サービスの脱施設化をさらに推し進める機会が現れた。バザーリアは依頼を受け、人口三〇万人の町、トリエステの地方精神保健サービス全体を再編することになった。再編する予定にあった稼働中のサービスでは、巨大精神病院がひとつ存在するだけで、別段ほかになにもなかったこともあり、バザーリアにとって職務内容としては役不足のものだった。バザーリアは、自身とこころざしを同じくする精神科医や心理師、その他の職種からなるチームを一緒に連れてきたうえで、仕事に取りかかった。そもそもの発端から、病院の解体およびそのサービスのコミュニティへの移譲を目指すことが目標に置かれた。しかしながら、病院を閉鎖してから将来的に代替サービスを構築すると決断することは、簡単なことではなかった。長い経過を要することとなったが、最終的に、コミュニティの資源と意識レベルが相応の水準に到達した結果、病院は廃れた。病院が存続する限り、その作業は必然的に病院内でおこなわれることになる。そして、コミュニティの内部での作業もまた相当に必要となった。こうした課題の最初の部分では、チームはゴリツィアでの経験をおおいに参照することができた。コミュニティ・チームが結成され、住民と入院患者のあいだにある壁を壊すためにさまざまな活動が企画された。

すばらしい映画や演劇が［病院内で］上演された。これらは一般にも公開されたので、病院外部から多数の聴衆を呼び寄せることも多かった。劇団員と画家たちもこうした活動に貢献した。とある企画が持ち上がった。ある種のマスコットとして、巨大な青い張り子の馬――「馬のマルコ Marco the Horse」――を建造しようというものだった。その後、その馬は、劇を上演するに伴って列をなして、町中を練り歩いた。患者のための休暇も用意され、彼らは定宿に宿泊し、海辺の行楽地で過ごした。かくして、患者と外界のあいだにある物理的障壁を取りのぞくだけでは十分といえなかった。活動には、依然として存続している社会的障壁を破壊するための工夫が必要であった。

(Basaglia, 1981 : 188/tr.: 318–319)

トリエステではすばらしい成果を上げた。実験開始から七年経ったとき、病院は公式に閉鎖となった。その場所には精神保健センターのネットワークが置かれ、危機的状態は一般病院に附属する小規模の救急ユニットで対処された。精神科医が当ユニットに配置された。その実験は多大な関心を呼び起こし、世界保健機関により、より広範囲に適用可能な推奨モデルとして研究された。イタリアでは、こうした卓越した実験のおかげで、精神障害者へのケアの提供を管理する法律をめぐって、その課題が政治議題に入れられた。一九七八年、議会は、新しい法律たる精神保健法に相当するものを可決した。それにより、一九〇四年の旧法律がひっくり返された。新法律では、病院を廃止する必要があると宣言された。その法律のおかげで、精神障害と診断された人びとの市民権が完全に回復した。その法律が、精神障害者の「危険性」に対するあらゆる言及を払い落とし、患者の意志に反して監禁したり治療をおこなったりする権利を精神医学から全般的に取り上げた。精神医学システムは、精神障害者に対する社会防衛としての機能を停止した。その法律は、厳密にいえば、バザーリアやその同僚たちが望んだ形とはならなかった。詳細について、いくばくかの不安があったのだ。[11] しかし、それでも偉大な成功だった。そして、古いシステムを廃止するという目的はおおむね達成された。件の精神科医たちは政治的議論に勝利を収めた。そして、新しい法律は、一般に「バザーリア法」と呼ばれた。

その法律は、期待されたほどには全面施行とはならなかった。不安定な政治情勢、経済状況、そして多くのその他の要因のため、トリエステ・モデルが全国規模に広がるなか、トリエステと同程度の成功を収めることはできなかった。しかし、これはまた別の物語である。[12]

Ⅵ　民主精神医学

イタリア界隈の際立った特徴のひとつは関与した人びとの総数である。多くは精神科医であったが、それだけに留まらなかった。したがって、これまでバザーリアのみに言及してきたが、実際のところ協働チームを指していたのだ。別のプロジェクトで名を上げた協力者も多数存在した。そして、バザーリアに加えて、フランカ・オンガロ・バザーリア Franca Ongaro Basaglia、アゴスティーノ・ピレッラ Agostino Pirella、ジョヴァンニ・ジェルヴィス Giovanni Jervis、アントニオ・スラヴィッチ Antonio Slavich の名前を挙げなければならない。こうした新しい発展を支持する精神科医が数多くいたため、民主精神医学と呼ばれる公的運動を立ち上げる価値があった。こうした非常に多くの人びととの関与なしには、これらの実験の影響がかくも広範囲にわたる政治的結果をもたらすことは不可能であった。影響力のある著作が二冊刊行された。『否定された施設』と『精神医学とは何か?』である。それぞれが、バザーリア編集のもと、編纂された論文集であり、実質的に、民主精神医学の綱領であった。

バザーリアとその同僚は、ほかの反精神医学者たちと多くの確信を共有していた。レインと同様に、バザーリアは、標準的教科書にあるアプローチをとれば、精神科医と患者は疎遠になるだけである、とかなり早い時期から認識していた。また、レインと同じく、最初にバザーリアは、実存主義・現象学的精神医学者の著作を読み、医学指向をもつテクストとは異なる考えに出会っていた。しかし、駆け出しの頃のバザーリアにとって実存分析がいかに魅力的であったとしても、ゴリツィアやトリエステでの仕事にその痕跡はない。彼のプロジェクトを前進させたのは政治的指針であった。バザーリアは、狂気の本質を構成するものに注意をまったく傾けなかった。そのキャリアを通して、彼の注意は狂気に対する社会の反応に向けられていたのだ。とりわけ、彼は患者の法的権利の問題に敏感であった。バザーリアらしいのだが、トリエステ病院が閉鎖されたとき、彼は、その町の精神障害者を「治癒」したことについていかなる主張もしなかった。彼は、援助を要する患者がまだいることを十分わかっていたのである。バザーリアの達成は患者を精神医学施設の圧制から解放することに一役買ったことにある。彼ならそのように言いそうである。

バザーリアとその同僚たちの著作を読めば、彼らの綱領の背後に存在するさまざまな影響を明瞭に見通すことができる。彼らは米国社会学者の著作に通暁していた。そして、彼らは、ゴッフマンの『アサイラム』に強い感銘を受けていた。彼らは『アサイラム』に言及することが多かった。バザーリアの「狂人を収容所から解放することで、普通の市民は社会のなかにある狂気と直面するのである」という主張のなかには、フーコーの「非理性との直面」にも共通するものが存在している。

> この点についてなおも混乱が残らないように次のことを強調しておかねばならない。すなわち、ここでは抑圧にかわるものとして、精神障害者への単なる寛容を提案しているわけではない、ということだ。精神障害者がもはや空間的にも概念上でも隔離されなくなる場合、私たちは彼らを特殊な存在として認識せざるをえないし、同時に自分自身が特殊であると発見するだろう。というのも、「正常性」とは、狂気とまったく同じ歪みでありうるからである。「病める」人との関係性が破綻せずに維持されてようやく、彼の仲間たちは引き続き、彼を自分たちの一員と認め、自分たちのニーズと彼のニーズは変わるところがないと認めるのである。(Basaglia, 1981: 192/tr.: 324)

実臨床に関する限り、民主精神医学 Psichiatria Democratica は英国でおこなわれたさまざまな実験から多くの教訓を得た。ハンウェル収容所に身体的・医療的拘束を使用しない運営体制を敷いた一九世紀の精神科医ジョン・コノリー John Conolly は、民主精神医学のイデオロギー上の教父のひとりであった。イタリア人たちは、マックスウェル・ジョーンズの治療共同体《コミュニティ》プロジェクトを学んだので、レインとも面識があり、キングスレイ・ホールを訪れた。興味深いことに、イタリア人たちは、キングスレイ・ホールをコノリーに遡るコミュニティ・ケアの伝統に位置づけた。彼ら自身の考えはよりいっそう政治を指向していた。多くの点で、彼らの議論とSPKの議論は似通っていた。すなわち、精神障害者は資本主義社会の病いとつながっており、精神障害者を解放することは政治的活動である、などがそれである。印象的なことだが、実際に、民主精神医学のメンバーが有するイデオロギー上のスタンスは相当一致しており、常に、政治を前提にしてみずからの立場を議論していた。まぎれもなく、彼らのレトリックは極左派のそれであった。「費用対効果」の問題が議論において一定の役割を果たすことなどまったくなかった。これがその兆候である。もっとも、現場では、経済的問題を解決する際に、きわめて巧みな議論が展開していたのだが。

Ⅶ　キングスレイ・ホールの方途

SPK、民主精神医学、そしてキングスレイ・ホールは、それぞれ根本的に異なっているが、すべて反精神医学の世界に属している。換言すれば、これらは精神医学改革運動に備わるさまざまな側面を反映しているのだ。

それぞれの違いが、主たる指導者であるフーバーやバザーリア、レインの人柄に関係していたのは疑いようがない。しかし、各国の政治情勢を反映しているようでもある点が興味深い。SPKをめぐる事件は、まさに当時のドイツの政情に特有のものであった。民主精神医学はイタリア左翼と関与しており、イタリアで支持を拡大し、大衆から多大な支持も得ていた共産党の力を反映していた。イタリアほど精神医学が脚光を浴びた国は存在しない。キングスレイ・ホールは、英国の伝統の内部では非常によく機能した。そのコミュニティの後ろ盾となった公的組織であるフィラデルフィア協会は、公益財団の地位を基礎として、独立性を保った。これらの実験の結果もまた、一定の経過を辿ったのだが、後から考えてみると、ほぼ不可避の経過を辿ったように思える。ドイツでは武力闘争となったし、イタリアでは共産党の力のおかげで広範囲にわたる変化がもたらされた。英国では、治療共同体《コミュニティ》プロジェクトは、公益財団の宿命ともいえるが、周縁に追いやられた[13]。精神医学が、傑出して政治問題である以上、それぞれの実験に備わるこの側面を見過ごすことはできない。したがって、少なくともある程度は、政治に基礎を置いて成否を判断せねばならない。当初よりイタリア人たちは、私設コミュニティであるためにキングスレイ・ホールが精神医学の仕事にある広範な政治面に頓着せず誤解していることに気がついていた。しかし、イタリア人たちはまったく異なる路線で仕事をしていたとはいえ、キングスレイ・ホール型の共同体《コミュニティ》は、バザーリアとその同僚たちが予見した精神医学の風景のなかであれば、相当の成功を収めることだろう。

SPKは、新しい考え方には政治的次元がつきものであること、そこへの反対勢力が存在することを露わにした。民主精神医学は、社会の変化が生じうる範囲を示した。それでは、キングスレイ・ホールの実験から得られる教訓は何であろうか？　イタリアの成果と比較すると、キングスレイ・ホールの実験は色あせて見える。[14] しかし、「小なるものは美しい」という秤にかけて眺めなければならないが、キングスレイ・ホールの実験には特別なものがある。何がキングスレイ・ホールを際立たせていたのか。それは、当プロジェクトが、狂気の男女がその地に集うことができて、〈非理性〉との対話がある種の真実性を帯びて起きてくると想定していた点にある。おそらく、キングスレイ・ホールの実験は、そうしたことが実際に起きることを可能にした唯一のプロジェクトだったのかもしれない。もちろん、そうしたことが生起したとしても、散発的ではあっただろうが。惜しむらくは、レインがキングスレイ・ホールに関する書籍をついに執筆しなかったことだろう。

建物の賃貸契約が切れると、キングスレイ・ホールは終わった。この伝統を存続させるために別の場所が用意された。レイン自身には休息が必要だった。この一〇年間、レインは、あらゆる活動で綱渡りをしてきたのだ。当共同体《コミュニティ》が段階的に縮小していく際に、レインは、一年間の滞在予定で、セイロン（現スリランカ）とインドに赴く準備をしていた。結局のところ、その出立により、過激派精神医学の理論家にして闘志であったレインのキャリアに終止符が打たれた。

〔原　注〕

〔1〕『生の事実』のなかで、レインはこの実験を詳述して、一一人ではなく、一二人の患者と言及しているが、書き間違いだろう。

〔2〕この物語は次の著書にくわしく記述されている。彼の息子エイドリアン・C・レインによる『R・D・レイン—伝記』(Laing, 1994: 171–172)。

〔3〕この場面は、カナダのバンクーバーの Third Mind Production Inc. による一九八九年作製の映像『あなたは昔R・D・レインだったのよね?』に収録されている。当映像は、レインの死後数ヵ月の時点で、チャンネル4で放映された。

〔4〕モーランを参照のこと (Mullan, 1995: 315–334)。

〔5〕このことをショッキングなアイデアと見る向きは、精神科医たちが治療的な文脈でLSDの利用可能性をきわめて真摯に探究していた時代があったことを思い出してみるとよい。そして、もちろん、当時LSDは合法だった。

〔6〕クランシー・シーガル Clancy Sigal が小説化した作品『内陸部』(Sigal, 1976) もある。本書の内容はレインの人物描写とキングスレイ・ホールでの生活からなる。本書はとても無作法であり (そして、ときに非常に面白おかしく書かれており)、額面どおりに受け取るべきではない。興味深いことだが、名誉棄損で訴えられることを恐れて、英国の出版社は本書にかかわらないようにしている。その意味するところは、本書の内容については慎重に取り扱われるべきである、ということだろう。

〔7〕あるとき、著しく混乱した人物が袋に入れられ、階段の下に括りつけられた。この出来事はジョヴァンニ・ジェルヴィスからの伝聞であるが、彼はこの話をレイン本人から聞いたとのことである (Jervis, 1977: 32)。

〔8〕おそらく、立地が都市部であったこともこの事態に影響しているのだろう。オックスフォードシャーにある庭つきの農場内居宅であった、別のフィラデルフィア協会の共同体《コミュニティ》では、家族と一緒にかなり長期間滞在した治療者もいた。

〔9〕多少なりともレインは、ヴィラ21プロジェクトに関与した。エスターソンやクーパーとともに、彼はそこで家族療法研究を遂行した。一九六五年一二月一八日、当該研究は、論文「入院中の統合失調症患者との家族指向療法の結果」として発表された。

〔10〕「反精神医学」という用語は多くの人に拒絶された。とはいえ、それにもかかわらず、さまざまな急進派臨床家た

ちをある種の緩やかなフォーラムの場に呼び集める試みであった。数こそ少ないものの、反精神医学の学会が一九七〇年代半ばにパリ、ブリュッセル、ミラノで開催された。

[11] とくにバザーリアとその同僚が気に病んだ側面がひとつある。それは総合病院のなかに重篤な症例を対象とした小規模な精神科ユニットが設立《エスタブリッシュメント》されたことであった。彼らは、精神科病院からの分離が望ましいと考えていたのだが、精神医学の困難な先端に医学の楔が挿入されるのを見たくはなかったのだ。

[12] イタリアの実験についての包括的報告は、マイケル・ドネリー Michael Donnelly の『イタリアにおける精神保健の政治学』(Donnelly, 1992) のなかに見ることができる。

[13] 長期間、そうした組織は縦横無尽に活動することができたのだが、「体制《システム》」に対する影響力を持ち合わせていなかった。そうした団体に実現可能な望みがあるとすれば、せいぜいのところ、圧力団体になることくらいである。

[14] しかしながら、イタリアの民主精神医学の主要な創始者のひとりであるジョヴァンニ・ジェルヴィスは、次のように記していた。

〔一九六八年の〕五月の暴動以来、約一〇年が経過していたが、イタリアの公的精神医学援助をめぐる状況は芳しくない。一方で、実際には、「最新の」経験が多数あるわけでもない。そして、ことによると、この一五～二〇年における英国のよりすぐれた経験と比較すると、真に新しいことはなにも生み出されていないかもしれない。 (Jervis, 1977: 30)

ジェルヴィスは英国の経験に言及しているが、そこにはキングスレイ・ホールやヴィラ21だけではなく、マックスウェル・ジョーンズの心理療法的共同体《コミュニティ》も含まれている。ハンウェル収容所でのジョン・コノリーの無拘束による臨床作業に遡る英国の伝統に、イタリア人たちが強く感銘を受けていたことを念頭に置かねばならない。ジェルヴィスがこの文章を記載したのは、一九〇四年の法律が依然として精神科医の仕事に関する公的基盤となっていた時期、つまり一九七八年の議会法可決以前であることにも注意すべきである。

第6章　反響と遺産

I　同時代人のレインへの反応

レインの評判は並外れていた。彼の見解は広く知れわたり、およそあらゆる観点から取り上げられた。現代の預言者たる当代の賢者として、つまり新たなオルタナティヴ・カルチャーの主たる代弁者として引用された。このオルタナティヴ・カルチャーにより資本主義体制は崩壊し、意識の高いコミュニティの到来が告げられるものと予想されていた。[1] レインへの期待は大きかった。英国内外（ほとんどが合衆国）でおこなわれた彼の公開講義には、有名人でなければ引きつけることができそうにないタイプの聴衆が参集した。[2]

彼の名声が高かりし頃、ゲシュタルト、エンカウンター・グループ、交流分析、〈原初の叫び〉のような新しいセラピーが多数勃興していた。束の間、レインも同じ流れに属しているとみなされることもあった。しかし、こうしたつながりはまったく表面的なものであり、長続きするものではなかった。レイン自身は、そこに仲間入りするつもりがまったくなかったのだ。また、レインの著作を労を厭わず注意深く読む人からすれば、彼がそこに属していないことは明白であった。それらの明暗もまた別れた。「私もあなたもオーケー」や「人間となる」のような新しい米国のセラピーは、企業やその組織のほかの役職者に売りつけることができる商品となった。しかしレインの考えは、そのような商業主義に与するものではなかった。

レインの地位も、ある「公式の」方面では認められていた。一九七三年に出版されたレインを扱った書籍（Friedenberg, 1973）は、「現代の巨匠」シリーズに収められていた。続けてさらに二冊の解説書が刊行された（Collier, 1977 および Hogarth-Williams, 1977）。解説書のみならず、レインの仕事に関する論文集が出版された（Boyers and Orrill, 1972）。それらは広範囲におよぶレインへの反応の一部であった。その強烈さ、その様相は、異例であった。長大な解説書のなかでは、コリアーの著書とホガース＝ウィリアムズの著書は、レインの仕事の難解な側面、とくにサルトルの影響を解きほぐすうえで有用である。フリーデンバーグの著書は、あまりにも短すぎて概略だけなので、それほど有用とはいえない。そこで本章では、党派的立場を公にしている論評者からの反応に焦点を当てることにする。その多くはレインに対して極度に批判的であった。そして、彼らのなかには、少なくとも一般的に見れば、基本的にはレインと似た見解を抱いている、ないしレインの仕事に共鳴していると考えられる人もいた。その一例として、トーマス・サースが放った攻撃を取り上げる。

II　サースのレイン批判

数多ある反精神医学をめぐる概説のなかでも、サースの仕事は新たなオルタナティヴ・アプローチを考えるうえで重要なものとして引き合いに出される。それゆえに、サースはその陣営のひとりと目されることが多かった。注意深く読み込めば、サースとレインのあいだには相当な隔たりがあることに気がつくことだろう。しかし、多くの読者はそうではなかった。サース本人は、レインとの見解の相違をしっかりと詳説していた。一九七六年の『新評論』誌において、サースは一編の論文「反精神医学――略奪されたこころというパラダイム」を発表した。サースがレインについて考察している立場は露骨に政治的であり、本論は熟慮された批評というよりは辛辣な攻撃である。サースは、いくつかの点、とりわけ精神医学システムを批判するという点においては、自身とレインの見解が一致していることを認めている。しかし続けて、それは共通の敵がいるということを意味するに過ぎない、と彼は付言している。サースがレインに覚えた親近感は、チャーチルがスターリンに覚えた親近感のようなものだ。サースの次の言い草を忘れないでいれば、これがただのさりげない寓話どころではなくなる。サースは、自分がチャーチルで、レインがスターリンであると考えていたことは明らかであるためだ。

反精神医学者はみな、自称社会主義者、共産主義者、さもなければ、少なくとも反資本主義・集産主義者である。共産主義者が金持ちの上に貧乏人を持ち上げるように、反精神医学者は「正気な」人の上に「狂気の」人を持ち上げるのである。(Szasz, 1976: 2)

見てのとおり、サースは広い範囲の人びとに非難の鉾先を向けている。しかし、その議論は明らかに粗雑であり、本論評のそこかしこに見られるのは反共産主義者の容赦ない悪口雑言に過ぎない。キングスレイ・ホールの住人は「コミューンのメンバー」として言及され(前掲:8)、レインは「新左翼の「やわな」急所の伝道者」であるとされている(前掲:4)。サースの反共主義者的心情を害した引用文の出典は、そのほとんどがクーパーのものであった。実際のところクーパーは、自身の著述にきわめて多量の「火炎瓶」のような描写を散布していた。しかしおおむね、そこに大きな違いはない。サースはさまざまな反資本主義批評に激しい非難を加えているが、レイン（もっといえば、その他の反精神医学者全員も含めて）に向けられている攻撃もそれに匹敵するほどである。本論評は、議論の水準や論調にその特徴が表れている。

> ここでもまた、反精神医学者の見解は、現代マルクス主義者や共産主義者の羨望に満ちた痛烈な非難を如実に映し出している。反精神医学者たちは、「発展途上国 underdeveloped」民が貧困にあえいでいるのは、主としてアメリカ人がその富を収奪した所為であるとしている。アメリカ企業が銅鉱脈を略奪していなければ、チリ人はみな裕福になっていることであろう。このような反資本主義的、反植民地主義的見解をとるならば、富は、人の手をわずらわせることなく天然資源から湧き出てくることになる。そのような干渉は、没収し堕落させるだけである。未採掘銅山の頂上に座っているチリ人は「裕福」である。堕落していない自己を抱き続けているままの子どもは「正気」である。それぞれ略奪を通じて「犠牲者」となるのである。（前掲：11）

チリを例に出すあたり、きわめて不快なものがある。というのも、ＣＩＡが支援したクーデターによって、民主的に選出された左翼大統領のサルバドール・アジェンデ Salvadore Allende が政権の座を追われたうえに暗殺され、ピノチェト Pinochet 軍司令官の独裁政権が敷かれたのだが、本論はそれからまもない頃に刊行されているからだ。（アメリカ人所有の銅産業を国営化したことは、チリ事変におけるＣＩＡ介入を引き起こした出来事のひとつであった）。不快ではあるが、全体の論調とは一致している。サースは左翼を忌み嫌っているのだ。左翼は「食い扶持をもっておらず、もてる者すべてに羨望を向け、「正常な」人びとの生活に意味をもたらす諸制度を破壊したいと願う」（前掲：12）今日を生きる若者に訴えかけるからである。ここでいう「正常な」人びとは何者なのかという点について明確な説明はないが、おそらく次のような真理につき従う人びとのことであろう。

太古からある単純きわまりない人間の真理。すなわち、人生は困難で悲劇的な闘争であるという真理である。私たちが「正気」と呼ぶもの――すなわち、私たちが「統合失調症ではない状態」ということで意味するもの――は、優越さを求める闘争によって得られる力量とおおいに関係している。また、葛藤と直面することでしっかりと勝ち取った思いやりとおおいに関係している。さらには、沈黙と苦難を通して得られた慎み深さや忍耐力ともおおいに関係している。（前掲：12）

この索漠たるダーウィン主義的リアリティは、とうてい熟慮に耐えうるものではない。サースの攻撃の一部は、メアリー・バーンズにも向けられている。サースは、フロイトの有名症例「狼男」になぞらえ、メアリー・バーンズ症例を「レインの狼女」と揶揄している。サースによれば、この事例は古典的精神医学のゲームと変わるところがない。というのも、レインは、自分が異議を唱える人びととまったく同様に、依然として「統合失調症」に囚われているからである。

統合失調症をめぐるレインの実際の立場は、ブロイラーの立場ときわめて近いだけではなく、フロイトの立場とも近い［ということ］が、レインの「狼女」（メアリー・バーンズ）によって強く支持される。類似点を考えてみよ。フロイトが有名な患者に寝椅子で精神分析をおこなったように、レインはキングスレイ・ホールで狂気を通して患者を導いた。狼男が精神分析の聖なる象徴である「神経症」を患っていたように、メアリー・バーンズは、精神医学と反精神医学の聖なる象徴である「精神病」を患っていた。そして最後に、フロイトの有名な患者や彼とその他の患者たちのあいだをめぐる伝説のおかげでフロイトが神経症患者の傑出した治療者と権威づけられたように、その有名な患者や彼女とその他の患者たちのあいだをめぐる伝説によって、レインは精神病患者の傑出した治療者として権威を与えられている。（前掲：9）

一次情報源、つまりメアリー・バーンズの著書から、彼女がジョゼフ・バークの患者であってレインの患者ではないことは周知のことである。しかし、だからといってサースが持論から逸れることはない。フロイトと狼男、レインとメアリー・バーンズ。これらが一連の類似現象のなかでつながっているということで、よりいっそうの説得力を帯びているようだ。しかし、メアリー・バーンズはレインの患者ではない、とサースに指摘したところで、彼は持論を変える気はないだろう。レインがキングスレイ・ホールの主要な指導者であり、サースの忌み嫌う「真正のカルト」の責任者である以上、サースは依然としてレインの責任を問い続けるであろう。ともかく、サースは、症例メアリー・バーンズの革新性は偽物であると主張しているのだ。狂気の「旅」と病院における「治療」のあいだにある唯一の違いは、「狂人収容所においては、導きの隠喩が医学的である一方、レイン流の施設においては、導きの隠喩は〈登山家的〉である」［?!］（前掲：10）とのことである。

なによりも悪いことに、キングスレイ・ホールは、その居住者の多くが社会保障制度から「力ずくで詐欺的に」資金を搾り取っている点で、納税者に支えられていることになる。したがって、「人びとを狂気に駆り立てる団体に資金を提供してもらうため、レインの弁舌が英国の納税者を打ちつける一方で、彼のその手は納税者にすりを働いているのだ」（前掲：3）。そしてもうひとつ、鮮やかに類比させてサースは次のように続けている。「米国の納税者がヴェトナム戦争の費用の支払いをめぐって直接投票する権利をもたないのと同様に、英国の納税者は、苦労して稼いだお金がそのように使われることを望むかどうかについて直接投票する権利を有していない」(前掲：3)。

サースを精神医学システム批判の仲間に加えていた人たちにとって、この激しい攻撃はひとつの衝撃として到来したに違いない。しかし、サースの著作を丹念に読み込めば、サースがレインに向けた敵意と、その輝かしいキャリアの最初期から詳述してきたサースの見解のあいだにはまったく矛盾がないとわかる。

サースの『精神医学の神話』や『狂気の製造』は、その他の類書とともに、既存の精神医学実践に対する姿勢という点で、最も妥協なきもののひとつであるとの太鼓判を押された。「制度精神医学」とは、精神疾患概念を発明するシステムである。なんらかの理由で社会にとって望ましくない人びとを、医学の装いのもとに監禁するべく、精神疾患概念は発明されるのだ。この段階でのサースの研究はきわめて有益であった。論旨は、過度に単純化しているといってよいほどにシンプルであったが、一貫性をもって整えられており、入念に典拠が示されている。[3] サースの著作を読み通せば、精神医学制度に抑圧的要素があることは疑えない。しかしながら、サースはさらに踏み込んでいる。彼は、国家やその他のいかなる共同体組織《コミュニティ》であっても、精神的苦痛という問題になんらかの役目を果たすことを容認などしていないのだ。サースの主張によれば、精神を病んでいると形容される人びとは「生きるうえでの問題」に苦しんでいるのであり、精神を病むとは、社会が私たちに期待するさまざまな役割を実行することができないということなのである。精神障害者への保護的アプローチをとる既存の「制度精神医学」にかえて、彼は「契約精神医学」を提唱している。彼がいわんとするところは、「生きるうえでの問題」に苦しんでいる人びとは、国家の介入なしに自分に適していると思える援助を求める権限を法律的に与えられるべきである、ということである。

一見すると、これはこの問題に対するきわめて合理的なアプローチのように映るだろう。ただし、この文脈で、少なくとも二点、取り上げられなければならないことがある。ひとつは、あちこちに援助を探し求めてから契約にこぎつけるような精神状態にあるとはいえない人たち（子どもや高齢者、重篤な精神病者）が存在しているという点である。もうひとつは、サースの反国家運動が自由意志主義的右派 libertarian right-wing の立場から運営されているという点である。この立場は、援助を要する人びとに対応する際にコミュニティや国家は「ケア」によって活況を呈することもあるという考え方に強い敵意を向けている。そのような態度は依存を助長し、人間のクズを繁殖させるだけである。サースの文章を繰り返すならば、「太古からある単純きわまりない人間の真理」とは、「人生は困難で悲劇的な闘争であること」である。有能にして忍耐強く、控えめで口数少なく、苦難を受け入れる人たちに、報いは訪れる。恨みがましく羨望に満ちた左翼や、その他自由放任主義社会のゾッとするような自由に貢献しない人たちのための余地はそこには存在しないのである。

このことを念頭に置くと、精神科病院を廃止するというサースのキャンペーン[4]を、精神医学システムのもつ非人道性に対する抗議と同列に論じることはできない。彼は反体制《エスタブリッシュメント》派の人ではあるが、優越原理――市場法則――の名のもとにそうなのである。したがって、サースは、精神疾患に対するあらゆる形の団体的反応を除去したいと思っているのだ。そして、この考えには、特段目新しいところがない。早くも一九六一年には、ときの厚生大臣イーノック・パウエル Enoch Powell が、すべての精神科病院を閉鎖し、地域医療《コミュニティ・ケア》システムを設立することを構想した。「地域医療《コミュニティ・ケア》」という見解は単なるリップサービスに過ぎないことが明らかとなっているとはいえ、この構想は保守党政策であり続けた。病院を閉鎖することと、精神疾患への社会の対応に真摯に取り組むこととは別の問題である。たとえば、右派の自由放任主義的なコスト削減プログラムと、イタリアの実験とのあいだには、こうした違いがある。[5]

Ⅲ　セジウィックのレイン批判

レインは、イデオロギー・スペクトラム上の最左翼からも攻撃を受けた。一九七一年に『レインと反精神医学』という論文集が上梓され、そのなかにピーター・セジウィック Peter Sedgwick の「R・D・レイン――自己、症状、そして社会」という論文が収められている。本書の寄稿者注記で、セジウィックはみずからの立場を「自由意志主義的マルクス主義者（国際社会主義者）」と記載している（Boyers and Orrill, 1972: 10）。そして、実際に、セジウィックの学術キャリアとその記載とは一切の矛盾なく、彼はその立場からレインにアプローチしている。

セジウィックは、レインの仕事についてきわめて包括的に概観している。彼は、『ひき裂かれた自己』に感銘を受けており、その理由は説明されているが、「最も難解な哲学のひとつ［実存主義］が最も不可解な精神状態のひとつに適用されており、その方法は、少々驚くべきことだが、その両者を明らかにするのに有用である」（Sedgwick, 1972: 13）とのことである。レインの処女作を選び出したもうひとつの理由は、本書には神秘主義、つまり精神病者を超感覚世界の預言者とみなすような態度が微塵も認められないことである。セジウィックは、『ひき裂かれた自己』のなかで、統合失調症の状態がコミュニケーションの歪んだパターンではなく、ひとりの個人に帰属させることができる症候群として考察されているとも指摘している。レインは、後期の著作にいたるまで、こうした見解を保持していた。セジウィックの考えでも、本見解は正しいとのことである。セジウィックにいわせれば、それ以降、レインの仕事は劣化していく。セジウィックは、レインの理論構築にサルトルとベイトソンがおよぼした影響が、人間のコミュニケーションの新学説に収束していく様態を分析している。レインはその理論を構築する際に、サルトルとベイトソンの仕事をとりわけ痛烈に提示している。セジウィックは、レインの家族に関する見解を評価しておらず、『狂気と家族』の粗を多数探している。彼が唱えた異議は主として次のようなものである。本書の目的が統合失調症経験を家族という文脈のなかで理解できるようにすることにあるにもかかわらず、レインとエスターソンは、それを実行するうえで症例提示のなかから実際の統合失調症の症状を除外した。このことは、言葉のサラダのような挿話が素材のなかに一切登場しておらず、すべてのやり取りの筋が完全に通っているという事実からも明々白々である。セジウィックは、症例に目を通したあと、これらの統合失調症と思しき女性たちに実際のところなにか問題があるのだろうかとわからなくなるとまで述べている。これはさすがに誇張であろう。

しかし、こうした批判は、レインの神秘主義的傾向についてセジウィックが述べていた事柄や、統合失調症者は「単一性 oneness という原始的地点に帰還する孤独な旅に赴いている」（前掲：38）という考えに比べれば穏やかなものであった。セジウィックにとって、これはナンセンスで危険な考えであり、精神的苦しみに向き合うという重大な仕事を台なしにすることである。

しかしながら、こうした批判は脇に置くとして、セジウィックは次のような結論にいたった。レインの理論構築には迷い込んだ袋小路が多数あるとはいえ、レインの神秘主義は根深いというほどでもなく、レインの研究における主要な方向性が発展する余地はあるだろう、と。

たとえ単に競い合うアプローチ（生化学的なものにしろ環境的なものにしろ）が比肩しうるほどの力の躍動や勢いを有していないように見えるとしても、主流派の精神医学の理論と治療は、レインおよび社会医学における同様の先駆的潮流に恩義を感じることになるだろう。レインの統合失調症をめぐる理論は、一般的に見て、そこに横たわるすぐれた文化的・哲学的装置によって、強力に支持されている。彼の人気は、これら多くの補助的観念に備わる偉大な普遍性もあいまって高まっていった。そうして、医師や自然科学者のみならず、社会学者でさえもが、従来、無視してきたようなきわめて重要な問題が提起されることも多かった。（前掲：45）

そして、セジウィックが論文を脱稿したまさにそのとき、レインは長期休暇で東方に出立した。レインが目的地としてセイロン、弾圧的体制が統治する国を選んだという事実に、セジウィックは衝撃を受けた。そして、彼は論文に〈あとがき〉を追加した。彼は次のように述べている。「隠遁は必ずしも裏切りとは限らない。しかし、この場合に限れば、裏切り以外のなにものでもない」（前掲：46）。さらに次のようにも続けている。「いまや、より強固に関与し、より強力な、はるかに強力なイデオロギーを携える人びとが、英国実存主義的精神分析学派に宿るあらゆる進歩を継承し、発展させ、越えていかねばならない」（前掲：47）。

一〇年後、セジウィックは『精神政治学』を出版した（Sedgwick, 1982）。そのなかで、レインの仕事の分析は、おおいに拡張され、より幅広い文脈でおこなわれている。セジウィックは、レインに加えて、反精神医学運動にゆかりがある三名（アーヴィン・ゴッフマン、ミシェル・フーコー、トーマス・サース）の影響力を吟味している。それぞれが厳しい批判に晒されている。しかし、セジウィックは論評に入る前に、自分のそもそもの前提を提示している。彼の指摘によれば、すべての反精神医学の理論家は、身体疾患と精神疾患を当然のごとく明確に区別している。まず私たちの社会において疾患のもつ意味を検討してみないと、精神疾患を整合的に理解することはできないのではないかと彼は主張している。さらに論を進めて、（「客観的」身体疾患と「相対主義的」精神疾患のあいだにある違いを最初からア・プリオリに仮定することなく）私たちがこの見解に立てば、両者とも同じ領域に属していることに気づくであろうと彼は述べている。次のことを指摘しておかねばならない。セジウィックは、精神疾患を医学の領域、あるいは少なくとも近代西欧社会で発展した医学に連れ戻そうとしているわけではなく、すべての疾患はある種の逸脱であり、この点で、精神疾患が他の疾患と変わるところはないと論じているのである。議論の流れのなかで、セジウィックは複数の重要な問題を提起しているが、その分析は不完全であり、不完全であるがゆえに、実際のところ、結論の一部は間違ったものとなっている。身体疾患と精神疾患を体験することとの違いについて検討した形跡は彼の思考のどこにも見当たらない。神経衰弱を経験することは、たとえば肺炎を患うこととは相当に異なっているし、種々雑多な反応を呼び起こさないとも限らないし、ほぼ確実にそうなることだろう。[6] なお、サースとゴッフマンの分析（レインとフーコーの分析ではない）の核にある身体疾患と精神疾患の違いというものは単純過ぎるということにセジウィックは私たちの注意を喚起したのだが、これがセジウィックの核心をついている点である。また、疾患概念を幅広く吟味する必要性を思い起こさせてくれたという点も重要である。

それに続く数章で、今度は反精神医学の主要な理論家全員の欠点が酷評されている。身体疾患と精神疾患を区分けする準拠枠として「有機体」と「人間」を区別したことで、ゴッフマンは論外とされている。さらにゴッフマンは、ミクロ社会構造とマクロ社会構造を混同するような「全制的施設」という着想に関しても批判されている。右派自由意志主義者として晒し上げられているトーマス・サースだが、その契約精神医学は一見するとハーバート・スペンサー Herbert Spencer のダーウィン主義的社会学と困惑を覚えるほどに類似しており、ロナルド・レーガン Ronald Reagan やマーガレット・サッチャー Margaret Thatcher の自由放任主義イデオロギーと密接な関連をもっている。ミシェル・フーコーは、「〈非理性〉との対話」というみずからの反精神医学的ヴィジョンを美化し、その過程で歴史的事実を不正確に取り扱っているという咎で非難されている。

レインについては、最も広範に（二章分にわたって）取り扱われている。セジウィックは、レインのセイロン後のキャリアにかなりの失望を覚えたこともあって、レインの初期の仕事についてももはや肯定的な思いを抱くことができなくなっていた。いまや、レイン流のプロジェクトに、ほかの欠点を補う取柄を見出すことはできない。第1章は、一九七一年の論文を再録したものであるが、二点ほど修正されている。一点目は題名の変更で、そのときには「過激な旅」と改められている。そして二点目は、本論文のなかに含まれていた好意的論評がすべて削除されていることである（そのため、レインの仕事の実質的な再評価とはいえない内容となっている）。第2章は、レインのセイロン以後の時期に焦点を当てている。その描き方はあまりに陰鬱なものだ。レインの失墜ぶりは端的にいって大きすぎた。本書には、レインがル・ボワイエ式出生イデオロギーに関与していたとの記載が認められる。また、彼の前言撤回の全リストを挙げている（いや、レインは、自身を反精神医学者ではなく精神科医と考えていた。いや、レインの左翼過激派との関係はあまりよくなかった）。最後に、セジウィックは、キングスレイ・ホール経験の結果を評価し、創造的なあり方で精神病から抜け出すことができるかどうかは疑わしいと結論づけている。「数年にわたり実践は積み重ねられたが、証拠と理論が集積されることはなく、よりいっそう不明瞭な事態となった」（Sedgwick, 1982: 119）。

そして、フィラデルフィア協会の別のコミュニティがおこなった活動についても、セジウィックは、他の類似組織と同様にたいしたことはできていないと考えている。つまり、それらの組織は、精神科患者を手当てしているのではなく、精神科患者の住む家を手配しているのだ。

セジウィックは、反精神医学を情け容赦なく非難している。彼は、あらゆる手段を講じて反精神医学運動の失敗を探り出している。彼の観察の多くは重要である。とりわけ、サースが自由意志主義的な自由市場精神医学とみなしたものの分析は重要である。自由というレトリックのなかにはダーウィン主義的社会への回帰願望が隠されている。このことを公衆に思い起こさせる必要性は常にある。しかし、ほぼすべての批判が適切である一方で、軽蔑や嘲笑、嘲り、冷遇など、その論調にはどこか不穏当な部分もある。結局、こうした思想家たちは、なかにはイデオロギー的に受け入れられなかった者もいるだろうが、精神医学の問題に対して公衆の注意を喚起したという点ではおおいに貢献したのだ。（おそらく、すべての反精神医学者は、サースの政治的見解に気がついていたが、その仕事への恩義を認めるにやぶさかではなかった。もっとも、サースにとっては、それは相当に腹立たしいものだろうが）。

しかし、セジウィックの非難に生命を吹き込むのは、イデオロギー的関心だけではない。本書で公然と語られているが、（彼の養母は慢性統合失調症者用の悲惨な病棟で衰弱していった）個人的関心から、慢性統合失調症者の問題を一顧だにしない理論や実践は、どんなものであっても彼には受け入れられないのだ。さらに、もちろんのこと、こうした観点に立てば、「精神科医と契約すること」や「〈非理性〉との対話」、「精神病の旅」のような考えは、百歩譲っても見当違いといったところになる。自分で自分の面倒をみることができない人びとをケアするという率直な疑問に関心を抱かないような精神医学実践は、イデオロギー上の好みはどうあれ、不適切であるというのが、セジウィックの正鵠を射た指摘である。セジウィックの主張によれば、精神医学は、結局のところ、社会の包括的反応であるに違いないとされるが、それもまったく正しい。しかし、その議論は、人びとが慢性障害の段階にいたるまでの過程を分析することさえなく、精神障害者をいかに扱うかという問題に還元されがちである。セジウィックが、そのように分析しようとしても、おそらく、精神疾患と身体疾患のあいだには本質的な違いがないという彼自身のそもそもの前提のせいで、その試みは阻止されてしまうだろう。そのような分析をするためには、おそらく「反精神医学」方面から提起された議論をいくらか受け入れることも必要となるだろう。

セジウィックは、否定的な批判で頭がいっぱいになっているだけということもなく、既存の精神医学に対する代替案を提示している。しかしながら、そのモデルの選択が、少なくともその説明に関する限り、実に奇妙なのである。セジウィックは、ヘールというベルギーの村で長年続いている実験を選んでいる。ヘールは、中世、正確にいえば一二五〇年に起源をもっている。そして、クロポトキン[*14]は、このヘールをおおいに称賛していた。その始まりから、ヘールは、精神的苦悩をもつ人びとを対象とした巡礼や定住の中心地として機能していた。精神障害者をコミュニティに受け入れるという伝統は、今日まで生き残っている。ヘールの現代版では、暴力的な症例や困難な症例をのぞいて、そこに送られてきた人びとをふるいにかけるような医学の権威によってヘールは監督されている。いったん受け入れられると、そうした人はある世帯に入り、余生をそこで過ごす場合が最も多い。それは本当にすばらしいことのように思われる。もっとも、セジウィックの記述には、これが本当に地域医療《コミュニティ・ケア》の理想形であるのだろうか、と疑問を抱かせるような細部が一つ二つ含まれているのだが。

＊14　ロシアの革命家ピョートル・クロポトキン（Pjotr Kropotkin: 1842-1921）は、社会ダーウィニズムやマルクス主義を批判し、相互扶助こそが人類進化の起源とした。

> 公的サポート資金源からホスト宿泊所に支払われる報酬は、無論のこと、障害者のファミリー・ケア寄宿システムに必要不可欠である。安価な農業・家庭内労働者としてある程度経済的に搾取されているかどうかはさておき（家族メンバーが、通常期待される程度の労働に携わっているかどうかを調査することは至難の業である）、患者は、利己主義や利他主義といったホストのあらゆる属性を超越した精神のなかで、ヘールでのケアに迎え入れられるのだ。
> （Sedgwick, 1982: 225）

一理ある。しかし、地域医療《コミュニティ・ケア》に入ることを許された人びとに課せられている条件をほかにも知れば、実際に疑問を感じ始めることだろう。

> 性的接触は厳格に禁じられている。それと、同伴者がいない場合、市街地自体への周遊は相当広範囲が制限されている（そうした患者のおよそ三分の二に適用されている）が、その制限は患者が有する移動の自由への全面的な公的官僚主義規制の一部である。
> （前掲：254）

医学の権威が前もってふるいにかけて危険もなく困難もないと判断された人びとが、「全面的」管理と銘打って性的接触の禁止や事実上の自宅監禁を受けているのを見れば、この実態について考えてみる暇もなく、唖然とさせられる。できることといえば、セジウィックがかつてレインに用いた言葉を彼にオウム返しすることくらいだ。「これらの節は信じがたいほど盲目的である」（前掲：87）。セジウィックは、「革命的社会主義の著述家兼教師、戦後新左翼の最早期と最近の闘争のなかで訓練を受けた」（前掲：243）と自称しているが、イデオロギーがそのように純粋だからといって、分析が健全なものになるとは限らないらしい。

セジウィックは、ゴッフマン、サース、フーコー、レインに非難を浴びせた。しかし、そこに費やしたエネルギーを、理論的スタンスや実際の臨床の両面において、イタリア・モデルの吟味のほうにはまったく向けていない。この事実を念頭に置いて著書に目を通せば、セジウィックがイタリア・モデルに通暁していたことは確実なので、非常に奇妙なことである。少なくともイタリア人たちは、一見すると、セジウィックの要求を相当に満たしているように映るので、その事態は奇妙なのである。イタリア人たちは、高度な政治意識を有しており、コミュニティ全体を自分たちの仕事に巻き込んだ。そして、必要なところに本物のケアを提供する機構を設立することを妨げる謂われもなかった。だが、そうなると、このことはセジウィックが反精神医学イデオロギーの一部を持論に組み込まれなければならないことを意味するのだが、どうやら彼はどうしてもそれをする気になれなかったようだ。

Ⅳ　ジェイコビィのレイン批判

ピーター・セジウィックだけが、左翼階層から登場した唯一の批評家ではなかった。レインの仕事に対する別の批判的眼差しが、ラッセル・ジェイコビィ Russell Jacoby からも向けられた。彼は、ヘルベルト・マルクーゼとフランクフルト学派とに密なつながりをもつ歴史家であった。一九七五年に刊行された『社会的健忘――アドラーからレインまでの現代心理学批判』という著書のなかで、ジェイコビィは精神分析的指向を有する理論を「新フロイト派」と「ポスト・フロイト派」としてレビューした。レインは後者のカテゴリーに入れられている。ある水準から見れば、これは正当化される。レインは精神分析家のトレーニングを受け、初期の著作群、主として『ひき裂かれた自己』には精神分析的思考から受けた影響がかなり認められるためだ。別の水準で見れば、レインの仕事の柱が精神分析と一線を画する以上、レインを精神分析の系統に位置づけることに大きな意味はない。レインが精神分析を経由したことは確かなことだが、彼はどこか別の場所に向かって行ったのだ。また、本書のなかでレインは、エイブラハム・マズロー Abraham Maslow やカール・ロジャーズ Carl Rogers をはじめとする米国の心理療法家や著述家たちと同じ括りに入れられている。ところがレイン自身は、そのような人びとにさして敬意を払ってなかった。[7] しかしながら、政治に無関心でリベラルなヒューマニストたちとレインのような政治的考えの強い思想家たちとのあいだに違いがあることをジェイコビィは熟知していることはいっておかねばならない。この批評にはもうひとつ残念な特徴がある。それは、レインとクーパーがあたかも同じ意見で語っているかのごとく、二人を同列に論じている点である。この場合、重大な誤伝が生じているとまではいかないが、二人の見解がときに似通っているとはいえ、本書が解説書である以上、二人の独立した思想家の仕事をこの水準で混同すべきではない。

新たなポスト・フロイト派とポスト・マルクス主義の理論家たちに修正を加えると、元来の理論に備わっていた強みである反体制的切れ味が落ちてしまう。これが本書に通底するテーマであり、レインに厳格に適用されているテーマなのである。この弱体化は、このような「ヒューマニズム化する」諸傾向が新しく発展することでもたらされる。フロイトの改訂の例、とりわけ米国版では、理論に対人関係の次元を挿入することでこの事態が起きている。これにより理論は「常識的」なものとなるかもしれないが、その過激さは薄れてしまうのだ。レインに特化して述べれば、彼がフォイエルバッハの〈私とあなた〉という哲学を好んでいるのがその適例である。マルクスは、フォイエルバッハのいう社会的現実が永遠に続く人間の邂逅に還元されているという理由で、フォイエルバッハを批判していた。そして、ジェイコビィは、レインにおいてもこの批判がまさしく妥当であると主張している。

表面と本質を混同することで、レインとクーパーは単純なブルジョワ的な過ちを犯す羽目となる。二人はある歴史のある時期に特有の現象を普遍的で不変のものと取り違えている、ということだ。要するに、二人とも、後期ブルジョワ社会に広く認められる人間関係を人間関係それ自体と受け取っている。レインが「人間というのは他人のことばかり考えて、他人が自分のことをどのように思っているのかばかり考えて、他人が自分にどのように思われていると考えているのかばかりを考えて、云々」と言うとき、彼はきわめて重要な条件をつけ加えることを怠っている。つまり、それはすべての人間に当てはまるわけではなく、催眠をかけられ、不自由になっている人間に当てはまるのである。「人間」というのは、最初にしくじると、二重三重に裏づけを求めるものだ。そして、最初をしくじるのは、確認を推進する自我がしくじるときなのだ。自我は、みずからの脆さに恐れ慄き、与えることも、受け取ることもできはしない確認を際限なく求める。人間関係の論理は、パラノイアの論理に近づいていく。すなわち、そこかしこに危険が潜んでいるのである。(Jacoby, 1975: 144)

ジェイコビィは、アイデンティティをめぐるレインの対人関係論が無力なアイデンティティをめぐる一理論であると論を進めている。

フォイエルバッハに欠けているものは、レインやクーパーにも欠けている。……フォイエルバッハには客体化objectificationや実践が欠けている以上、彼の理論は、いくらヒューマニズムや〈我／汝〉があるとはいえ、受動的なものである。その理論では、世界は社会環境、すなわち人間の実践が凝結した産物として理解されない。レインとクーパーはフォイエルバッハと同じ過ちを冒している。彼らは、壮大な光景に圧倒されている。つまり、見る、

眺める、見られる、という活動性の欠如である。（前掲：147）

ジェイコビィは、フロイトの読解から生じる論点をもうひとつ提示している。それは、理論と治療のつながりである。ジェイコビィは、フロイトがそれら二者を明確に区別し続け、そのことに首尾一貫した姿勢を維持していた点を高く評価している。ジェイコビィは、この区別が重要と考えており、同じ調子で、「過激な治療だとこうした機能がない。そこには、治療と過激な政治があるだけである」（前掲：139）と断言している。ジェイコビィは、レインの思考のなかで、こうした混乱が現れ出る様相について具体に例示していないのだが、おそらく、彼の言わんとするのはキングスレイ・ホールの活動のことであろう。こうした治療と政治の分離は、注意を引く考えであり、こころに留めておく価値がある。もっとも、その考えは少々綺麗事に過ぎるかもしれないし、それが出現するより広い文脈から分離することができる純粋な客観的実体を取り扱う治療法が導かれることとなるだろうが。

ジェイコビィの論評は短いものの有用である。最も価値ある点は、社会実践に関するレインの理解には限界があることを論証したところである。

V　ショーウォーターのレイン批判

ご覧のように、レインは右派からも左派からも厳しい批判を浴びた。また別の攻撃がフェミニストたちからも向けられた。レインが女性の運動に特段加担しようとしてものを書かなかったとはいえ、女性の気分を害するようなことも一切書き記さなかったのではないかと考える人もいよう。その人からすれば、これは少しばかり驚くべき事態であろう。文学と女性学の専門家であるエレイン・ショーウォーター Elaine Showalter からすれば、これは驚くほどのことではない。彼女は『心を病む女たち――狂気と英国文化』を著し、精神医学の領域に足を踏み入れた。本書は、「フェミニズム的精神医学史と女性の病気としての狂気の文化史」(Showalter, 1987: 5/tr.: 6) として意図されている。そして、副題からわかるように、本書は英国で生起した多くの発展を集中的に扱っている。本書の主題は、「狂気」と「女性性」が男性優位の専門職を通じて、つまり男性規範の観点から徹頭徹尾定義されてきたことである。ショーウォーターの述べるところでは、フーコーをはじめとする過激な狂気史家たちは、それぞれの分析のなかでこの次元を見過ごしてきたとあるが、これは妥当な見解だ。彼女の議論に次の事柄をつけ加えることもできるだろう。精神医学の乱用が報告される際に、圧制を被った天才として選ばれるのが決まって男性であり(ファン・ゴッホ、ヘルダーリン、ニーチェ、アルトーなど)、まったく女性は選ばれないでいる、と。ショーウォーターの意図は、そのバランスの是正である。

まず、英国精神医学における四名の重要人物のキャリアが吟味されている。ヴィクトリア朝時代のジョン・コノリー。彼はハンウェル収容所で無拘束治療を推進したことで有名であった。ヘンリー・モーズレイ Henry Moudsley。彼は、モーズレイ病院の設立者であり、ダーウィン主義的精神医学(ショーウォーターがヴィーダ・スカルタンス〈Skultans, 1975〉から借用した用語)を代表する人物であった。W・H・R・リヴァーズ W.H.R. Rivers。彼は、第一次世界大戦中に活躍し、フロイトの理論を英国に輸入した最初期のひとりであるが、その業績で最も有名なのは、おそらくシーグフリード・サスーン Siegfried Sassoon との治療作業だろう。そして、R・D・レイン。レインをめぐる章の終盤で(本書の最終章でもある)、ショーウォーターは、「家族の内部にいる女性にとって戦略となった狂気についての、レインの分析の重要性を無視して」レインの仕事について書くことは不可能である、と述べている。「全世代の女性にとってのレインの功績とは、そこ以外では社会的にほとんど支持を得られないような認識を妥当なものとした点で意義深いものである」（前掲：246/tr.: 320-321）。しかしながら、ショーウォーターの説明には、この承認にふさわしい記載がまったく認められない。それどころか、彼女は、さらに論を進めて、その「運動」は女性患者の搾取と危険なほど紙一重であったと述べている。同じ趣旨で、彼女は、デイヴィッド・クーパーを引用している。彼女はクーパーを「キングスレイ・ホール集団のなかで最も政治的に過激であった」と評している（前掲：247/tr.: 321）。（実際のところクーパーはキングスレイ・ホールに関与していなかった。彼は当時、ヴィラ21計画の運営に携わっていた）。引用は、彼の著書『生の文法』からなされている。本書は、オルガスムに治癒的性質が備わっているとするライヒ的信念にクーパーが囚われていた時期に書かれた。このなかでクーパーは、患者との「ベッド・セラピー」の価値について語っており、「微妙に眼をそらしてしまうことや、話される言葉が脈絡を欠いているのできちんと話し終えられないこと」によって「非オルガスム・パーソナリティ」の存在を見抜くことができると主張した（前掲：247/tr.: 321）。そのような見解は、性差別主義的でありきわめて不快であるものの、レインの見解ではない。ゆえにレインは、そうした見解に対して責任のとりようがない。それにもかかわらず、この引用とクーパーの見解をめぐってさらに短い所感が登場するのだが、それが先ほど引用したレインへの短い賞賛の言葉のすぐ後のことなのだ。しかも、そのような記載でもって、レインの研究を扱っている章は締め括られている。

とはいえ、最悪なのはこのことではない。ショーウォーターは、ゆゆしき虚偽を核として自分の主要な議論を組み立てている。男性精神科医が権力を発揮するのは女性患者に対してであるという自身の考えに囚われているため、ショーウォーターはメアリー・バーンズを「レインの唯一の完璧な症例研究」として提示している（前掲：232/tr.：301）。ところが、この断言は、レインの著作とメアリー・バーンズの本をほんの少しでも読めば事実に反するとわかるようなものだ。なるほど、レインは、メアリー・バーンズと同じコミュニティで一年間暮らしたし、レインの影響力は甚大であったが、少なくとも四人の治療者のかかわりのほうがレイン自身のかかわりよりも大きかった。ジョゼフ・バークは主たる治療者であった。アーロン・エスターソンは、キングスレイ・ホールの開設を待つ一年間のあいだ、彼女の治療者であった。ノエル・コッブ Noel Cobb とポール・ジール Paul Zeal は、あとからコミュニティに参加して、彼女と多くの作業をおこなった。この情報に関しては、これ以上の調査や内部情報は必要ない。すべてメアリー・バーンズの本に書いてあることである。なんの問題もない。ショーウォーターは自説に固執しており、参考文献を一切挙げずに、レインの「メアリー・バーンズに関する多くの議論」（前掲：235/tr.：304-305）に言及している。あるいは、その内実を説明せずに、レインは「メアリー・バーンズの「回復」を最大限利用した」（前掲：235/tr.：306）と彼女は言っている。そのうえ、彼女には探すつもりがないのだろうか、参考文献というものが欠落している。レインがメアリー・バーンズに言及した唯一の個所が、ほとんど知られていない論文「メタノイア――キングスレイ・ホール（ロンドン）でのいくつかの経験」（Laing, 1968）のなかにある。本論文の執筆時期は、バーンズが有名になった時期よりもかなり以前である。ショーウォーターは、本論文に触れておらず、参考文献一覧にも挙げてもいない（とはいえ、後に当論文が収録された本〈Ruintenbeek, 1972〉を参考文献一覧に載せている以上、ショーウォーターが当論文を読んでいたと考えてしかるべきである）。だが、ショーウォーターには参考文献など必要ないのだ。彼女は、既知の事柄に沿ったような確信をもって、思慮なきまま突き進んでいくのである。

彼女［メアリー・バーンズ］の旅は、彼の期待どおりとはいかなかったと思う。スコットランドにおける登山経験という危険な刺激を追体験し、五日五晩、暗黒の中心へ、あるいはエベレストの頂きへほかの冒険家を導いていく、男性的な、医師であり司祭であること。やかましくて嫉妬深く悪臭を放つ中年女性のあとを追って、おむつを替え、哺乳瓶を与え、絶えず拭き取ることに三年間を費やすこと。それとこれとはまったく別物である。レインが創り上げた統合失調症の旅というイメージは、彼自身の英雄的な空想の上に打ち立てられたものだった。それは、探検と征服という男性的な冒険であり、メアリー・バーンズの経験が有するリアリティがほとんど見受けられない。精神の旅路において母親を演じる責務と直面し、レインはそれに対する熱意を失ってしまったようだ。

（前掲：235–236/tr.：306）

こうしたレインの描写には、当てこすり、ひどい偏見、事実の歪曲が入り混じっている。レインのイメージを作り上げる際に、ショーウォーターが、エリカ・ジョング Erica Jong の『飛ぶのが怖い』やクランシー・シーガルの『内陸部』のような脚色された物語に相当に依拠しているということは重要である。つい先ほど引用したような節や、もっと引用されるような節を読むと、本書が「フェミニストによる精神医学史」であるという主張をまともに受け取ってよいものかどうか迷うところである。というのも、もし、本書の残りの部分もレインを扱っている章と同じクオリティだとしたら（ここでは、その本全体の詳細な分析に取りかかる余裕がない）、見通しはそれほど有望とはいえないからである。他方で、本書には興味深い一次情報源の素材が多数収められており、多くの点で有用であるといっておかねばならない。

ショーウォーターの仕事が女性に向けての発言と称されていることを鑑みると、最も不可解なのは、ショーウォーターがメアリー・バーンズを取り上げるそのやり方である。というのも、メアリー・バーンズの描かれ方には、共感や敬意というものがまったくとよいほど認められないからである。この点がとりわけ顕著なのは、キングスレイ・ホール滞在後のメアリー・バーンズの人生を記述する際である。伝聞では、数年後、デイヴィッド・エドガー David Edgar の演劇『メアリー・バーンズ』がロンドンで初演された際、バーンズは「舌足らずな喋り方で、跳ねるように歩き、クスクス笑っている五五歳の女性で、滑稽で子どもじみた振る舞いをしている」（前掲：236/tr.：306-307）ように登場した。私たちは、彼女が『ガーディアン』のレポーターに、急性の抑うつ発作やひきこもりといまなお戦っていると認めていたことも知っている。キングスレイ・ホール後のメアリー・バーンズについての情報はこれですべてである。無論のこと、ショーウォーターの主張にとっては、バーンズが犠牲者であったという事実が必要となる。メアリー・バーンズは「レインの唯一の完璧な症例研究、彼のオーギュスティーヌ、彼のドラ、彼のアナ・O」（前掲：232/tr.：301）と記述されている（オーギュスティーヌ、ドラ、アナ・Oは、それぞれ、シャルコー、フロイト、ブロイエルの有名症例である）。したがって、すべての男性精神科医が等しく抑圧階級の代表であると同時に、すべての女性患者は等しく犠牲者となる。[8] ところが、メアリー・バーンズはけっして犠牲者ではなかった。彼女は、レインと出会うよりはるか以前から、頭のなかで「旅」を首尾よく遂行していた。無論、彼女の「回復」をどう考えるかは人それぞれである。そして、いかなる治療にも当てはまることだが、キングスレイ・ホールでの滞在という恩恵がなかったら、メアリー・バーンズは好転しなかったのだろうかという問いを発する権利もある。しかし、ある見方をすれば、彼女はたしかに回復したのだ。コミュニティ滞在後、彼女が再び向精神薬を服用することはなかった。彼女は、自分が他人の役に立てると強く信じていた。彼女は、絶えず喜んで人に手を差し伸べていた。彼女はとても好かれていた。もちろん、時々「ダウン」することもあった。しかし、薬物療法を受け、電気ショック療法で痛めつけられた女性と、相当に風変りとはいえ、本質的には幸福な、キングスレイ・ホール後のメアリー・バーンズを比較するならば、私たちは必ず注意したほうがよいだろう。不思議なことに、ショーウォーターは、その著書の謝辞から判断するに、相当数の人びとにインタビューをおこなっているのだが、メアリー・バーンズに実際にインタビューをおこなうべく尽力した形跡はまったくない。メアリー・バーンズは通常みずから進んで自分の体験を語る人だったので、彼女と接触をもつことは容易なことであったはずなのだが。

レインの見解をフェミニストの視点から分析することにはことごとくそれ相応の理由があることは明らかだ。しかし、そのような試みはすべて、公正さに対する基本的な感覚に基づいて遂行されるべきもので、その理論的立場の初歩的理解は必須であり、事実を尊重する姿勢が求められる。ショーウォーターの場合は、そのようになっていない。興味深いことに、ショーウォーターの晒し上げるような解説の一部には、トーマス・サースの解説を思い起こさせるような特徴がある。サースは、メアリー・バーンズをレインの狼女として言及し、彼女を「有名症例」の系譜に位置づけた。彼もまた、レインに異議を唱える際に、クーパーを引用している。レイン流の精神病の旅をまったく同じく登山家の旅のイメージで捉えているのだ。そして、最後になったが、二人とも基本的には性格を貶めるという手口を使っている。ショーウォーターはサースの論文に触れていないので、こうした類似点は、無論のこと、偶然の一致であろう。通常であれば、このような提示に多くの時間を費やしてもよいと思う人はいないであろう。しかし、フェミニズムの考えがその重要性を増し、エレイン・ショーウォーターは相当な名声を博しており、彼女の著書が増刷されている現状では、多数の女性たちがこの解説を権威として受け止めかねない。そうであるとしたら、恥ずべき事態であろう。

Ⅵ　ミッチェルのレイン批判

エレイン・ショーウォーターがレインに反応した最初のフェミニストというわけではなかった。一九七四年、ジュリエット・ミッチェルが『精神分析と女の解放《フェミニズム》』を上梓したが、本書の数章でレインの考えが取り上げられている。ミッチェルの論評は、主としてレインの理論的立場を扱っており、テクストに密着している。それは、きわめて晦渋でもあり、それゆえ要約しがたいものである。

まずミッチェルは、レインが頻繁に使用する「経験」という概念を集中的に扱っている。彼女は、当用語の意味の変遷に注目し、その三つの表れ方を明確にしている。すなわち、経験の科学、経験の政治、超越論的経験の神秘主義的・宗教的追求が存在するというのだ。彼女は、レインの「経験」という用語の使用法がほかにも二つあることに注目している。その二つの使用法は矛盾することも多く、相互に排他的でもある。

> 名詞としての「経験」はかくして、レインの実存的・本質主義的「実存」――常に「真実」――であり、動詞としての「経験」は、なにかを知覚したり、想像したりすることである。こうした概念化は私たちに真であるように示すこともあれば、偽であるようにも示すだろう。
>
> そのとき、私たちがもつものは、「真の経験」（容易に「超越論的経験」と交じり合う）としての「経験」（名詞）という背景と、人が知覚する（自身や他者の振る舞いを想像する）様態の「経験」（動詞）という前景である。
>
> （Mitchell, 1974: 243）

ミッチェルが明らかにするところによれば、レインは、個別の人間という精神分析概念に異議を唱えているにもかかわらず、人間の内部に「真の」経験の所在を措定するということでこうした立場に身を置き続けている。しかし、レインにとって、「真の」経験という概念は重要であるものの、実際には、ミッチェルが論じているように、彼はその経験を論証することができない。彼が論証することができて、実際に論証しているのは、行為と行為知覚のあいだにある差異であり、『結ぼれ』を読めばわかるように、彼はそれが無限の二重螺旋に変質する様相を立証することもできている。

ミッチェルの注意を引く問題がもうひとつある。それは、レインが、可視性と理解可能性という概念に依拠し、私たちは「無意識」を自分自身に対しても、ましてや互いに対してもコミュニケートしていないと主張することでもって、「無意識」を拒絶したという問題である。ミッチェルの論評によれば、「レインにとって、それ「無意識」は、意識とまったく同じように理解しうる（理解可能なものとなる）。無意識が異なる法則を有しているわけではない。私たちが無意識を見ようとしさえすれば、それは意外にもわかりやすいものである」（前掲：255）。ミッチェルが論じているのは、レインの立場からは歓迎できないような結論が導かれるということである。というのも、仮に無意識と意識が本質的に同じものであるとすれば、神経症症状や精神病症状の成り立ちを説明するための明瞭な方法が存在しないことになり、となれば「正常な」行動や神経症的行動、精神病的行動を区別することができなくなるためである。ある程度、これが実際にレインの到達した立場なのである。病理の領域に議論を限定すれば、神経症と精神病のあいだにある違いはまさに無意識的なプロセスにこそあるのだ、とミッチェルは主張している。ミッチェルの見解では、精神病は、ナルシシズム的前エディプス期に起源があるとみなされており、この時期は前言語的な段階でもあるがゆえに精神病者の言葉遣いはよく崩壊するのである。この点で、ミッチェルの立場は精神分析の正統派に近い。また一方では、子どもが自分たちの世界に性的に参入していくという事態が生じる時期、つまりエディプス・コンプレックスに神経症の核がある。いわずもがな、レインがフロイトの理論に従う必要はない、とミッチェルは述べている。しかし、あらゆる違いを抹消させるレインのやり方は無益であるとも彼女は考えている。（さらに重要なことだが、彼女は、私たちに次のことも思い起こさせる。フロイトは、正常と病理のあいだにある連続性を見出した先駆者であったが、そこから、両者の違いを撤廃するところにまでいたったわけではなかった）。

けれど、こうした批判にもかかわらず、ミッチェルは性急にレインを退けたりはしない。

> 未来の分析に資する現象学領域の新しい（そして、忘れ去られた昔の）側面を明快に与えてくれるという利点がレインの仕事には存在している。レインは、私たちの眼前に、私たちが想定していたイデオロギーを置いているのだ。意識的には家族に、無意識的には女性に自身を導くような分野で研究しているために、レインは私たちに考えを育むために有益な糧を渡してくれるのだ。
>
> （前掲：273）

そして、後に次のように書いている。

> レインの研究を読了した時点で、核家族の内的特徴について以前よりもいっそうの理解が深まっている。
>
> （前掲：285）

ミッチェルが念頭に置いている研究とは『狂気と家族』のとある家族の症例である。そこで彼女は、本症例から多くのことを学べることを見出している。ミッチェルの言を借りれば「偶然にも」全報告が統合失調症の女性にかかわるものであり、母‐娘関係が集中的に扱われているために、これらの研究は女性にとって興味深いものである。そのストーリーは、性をめぐる解放で女性特有に生じる困難を明らかにしている。ミッチェルは、レインとエスターソンから、典型例を引用している。

自発性、とりわけ性的自発性は、役割の遂行と割り振りを前もって調整するような、制度的慣習を転覆する際の核心となる。自発的愛情、性愛《セクシュアリティ》、怒りが、チャーチ夫妻［両親］の殻を粉々に打ち砕いたのだろう。

（SMF: 99/tr.: 123–124）

レイン（この場合はエスターソンも）の仕事が女性に関して有益であると仮定するなら、それもまったくの偶然である。また、レインは、素材に含まれている重要な手がかりの一部を詳細に検討してはいない。さらに、際立って目立つ問題がひとつある。それは、父親の役割である。こうした症例研究のなかに父親の姿は認められない。ある面で、これは、エディプス的父親の不在を特徴とする前エディプス組織に特有の事態である。しかし、レインとエスターソンがわざとこの事態を論証しないようにしていたわけではないが、いずれにしても、二人が共謀していたのではないかとミッチェルは勘づく。その根拠となるものは、面接を受けた母親の人数（二九におよぶ）と面接を受けた父親の人数（ほぼ全症例のなかで二例のみ）である。

すべての論評のなかでも、ジュリエット・ミッチェルは最も徹底的であるものの、ミッチェルが感情に流されることはほとんどなく、イデオロギー的な決めつけも彼女にはまったく認められない。レインの仕事に対するミッチェルの評価によれば、レイン以前には明瞭に分節化されていなかった多くの問題を提起した点が彼の強みであり、それらの問題を満足いくようには分析しなかった点が彼の弱みなのである。彼女の批評は、フェミニストというよりはフロイト派寄りのものであり、より正確に述べるならば、レインに同意できない点を明確化するために彼女は主として精神分析の概念装置を用いている、といえよう。そこから、精神分析家たちがレインを読まない理由が浮き彫りにもなる。しかしながら、ミッチェルの読解が妥当なのかどうかを判断するために、この思想の学派を支持する者である必要はあるまい。

Ⅶ　キングスレイ・ホールへの批判

往時のキングスレイ・ホールが名高いものであったわりには、本プロジェクトへの詳細な論評は極端に少ない。そのような反応のなかにはやや誇張されたものもある。サースは、構成員の多くが左翼思想の傾向を有しているという理由で、メンバー全員をコミューンの一味とみなした。ショーウォーターは、キングスレイ・ホールにはロンドンのカウンターカルチャーとのつながりがあるという評判を理由として、どんちゃん騒ぎの一場面としてキングスレイ・ホールを提示した。キングスレイ・ホールの活動に強い関心を抱いていた精神科医や心理療法家は数多くいたのだが、詳細にわたる真っ当な批評がその後に出てくることはなかった。キングスレイ・ホールが短命な実験に終わったこと、および吟味するための素材（理論的著作、統計など）がまったく存在しないことがその主たる理由である。解説者たちは、ほぼ誰も彼もが、メアリー・バーンズに焦点を当てたが、それも無理からぬ話であった。結局のところ、彼女の著書がコミュニティ活動に関する主要な情報源なのである。「メアリー・バーンズ症例」を棄却すること（批判とはほど遠い）は、二つの別々の道に沿って進んだ。ひとつめは、その物語が有するセンセーショナリズムと、レインがその物語を搾取したのではないかとの想定に焦点を当てることで、その物語を単純に酷評するという道であった。ふたつめは、本症例の臨床的価値に疑問を呈するという道であり、本症例には誤診があった、すなわちバーンズは実際には統合失調症ではなかった（通例ならば診断名はヒステリーが選ばれる）というのがその根拠であった。[9] 後者は、統合失調症であれば治らないとの古い見解に由来している。その意味するところは、もし「治癒」が起こるならば、最初から統合失調症ではなかったのではなかろうか、ということである。そこまで露骨な形でこうした議論が繰り返されることはもはやなくなっているとはいえ、その診断に異議を唱えるだけで、ある症例の価値が軽んじられうるという事実からも、この古い見解の存在がわかる。

キングスレイ・ホールをめぐって熟考された論評は、多数あるとはいえないが、わずかながら存在する。大陸の反精神医学者たちから寄せられた論評が最も興味深い。フランスの精神分析家（あるいは、猛烈に反フロイト派的レトリックを発展させたので、背教の精神分析家としてもよいかもしれない）にして、哲学者であり、ラ・ボルド病院[10]できわめて精力的に活動していたフェリックス・ガタリ Félix Guattari は、メアリー・バーンズ症例を批判した。本症例が精神分析的構造を盲目的に反復しており、そのことで、今度はコミュニティにおける親という階層が強化されることとなったというのがその理由だった（Guattari, 1984）。また別の論評が、一九六七年という早い時期に、〈解放の弁証法会議〉の議事録に登場した。そのなかで、イタリアの民主精神医学のジョヴァンニ・ジェルヴィスが、キングスレイ・ホールの政治的位置について懸念を表明した。彼の議論によれば、仮にそのコミュニティが有効だとしても、私立という独立形態でコミュニティを立ち上げると、幅広い問題（社会が抑圧力として精神医学を介入に利用すること）にコミュニティが与えるインパクトが非常に限定されてしまうのではないか、とのことだった。直接的な政治スタンスを避けていては、キングスレイ・ホールは周縁に追いやられることになるだろうと彼は予言した（Jervis 1967）。その予言が正しかったことは時を経て証明された。

かなり衝撃的な著書がもう一冊ある。それは恐ろしくも予後不良となった、ある女性の精神病に関する報告であった。『アナ』（Reed, 1979）は当該女性の夫によって書かれたもので、精神病を生き抜くことを通して精神病を克服しようと何度も試みた末、焼身自殺を遂げた女性の経緯を描いた痛ましい物語である。レイン自身はそこまで関与しなかったのだが、本書のなかで二ヵ所ほど登場している。一ヵ所目は、「アナの」夫が通りでレインと出会う場面である。そのとき、夫は、妻の状態について少しの説明を求めているが、かろうじてレインに言えたのは、いまの自分よりも二〇年前の自分のほうが精神病からの帰還の様子についてずっとよくわかっていたということだけだった（Reed, 1979: 69/tr.: 98）。興味深いことに、メアリー・バーンズもこの場面に登場する。しかも、きわめて重要な瞬間に。あるとき、かなり唐突に、「アナ」の意識が清明となる。刻一刻と、精神病のあらゆる症候が消失していくのだ。メアリー・バーンズは、突然の「回復」に危惧を抱いている。そう、彼女は正しい。翌日、「アナ」はみずから人間松明となる。[11]

レインは、メアリー・バーンズ以上に、「アナ」と関与していなかった（メアリー・バーンズに関しては、レインは少なくとも一年間居住をともにした）が、本書の内容は「レイン流の治療」として言及されることもあり、「精神病の旅」という無謀な世界に起こりうる出来事を例示しているものとみなされた。ある論者が、反精神医学の歴史をレビューし、次のように簡潔に語った。

そこには洞察と輝かしき才智がうかがわれるにもかかわらず、強い衝撃を与えるのはレインの『ひき裂かれた自己』ではないのだ。それよりも、むしろ、薬物なしでみずからの狂気に立ち向かうようにレイン派医師から説得を受けたひとりの統合失調症者の悲劇の物語であるデイヴィッド・リードの『アナ』が与える衝撃のほうが強大であった。彼女はみずからに火をつけ、ゆっくりと苦痛に満ちた死を招いたのだが、その死にざまは精神医学の時代の終わりを至極恐ろしい形で象徴している。[*15]

(Claridge, 1990: 157)

Ⅷ　レインのもたらした遺産

レインに関する論評をあらかた論じ尽くしたので、これ以上はなにもないように思える。彼のプロジェクトのあらゆる側面が厳しい批判に晒されてきた。レインの理論的な考え方は矛盾だらけである。レインのイデオロギー上の立場（幅広く受け止められているのだが）は、あまりに移ろいやすかった。レインの仕事の実践的価値、換言すれば、臨床的・治療的価値は控えめにいっても、不確かである。批判を免れた著作は『ひき裂かれた自己』だけである。こぞって同意しているが、本書はレインの最も卓越した業績である。後続の著書群にまったく同等のクオリティはなかった。この見解に同意する人も、異を唱える人もいるだろうが、その所以はわかりやすい。『ひき裂かれた自己』は、今日にいたるまで、少なくとも英語圏の著書のなかで、狂気にいたる意味を扱った最も卓越した実存分析の書である。大多数の推薦図書目録に載せる価値がある著作がほかにも二冊ある。一冊は、『狂気と家族』である。本書に浴びせかけられた批判ゆえに、私たちは本書の限界についてそれなりに承知しているが、それでも、そうした批判によって本書の価値は貶められることなく、本書の限界がしっかりと確定しただけのことである。こうした批判にもかかわらず、本書は、家族内での出来事を提示した著書のなかでも白眉であり続けている。もう一冊は、『経験の政治学』である。というのも、本書は、少なくとも当代の重要記録だからである。

しかし、レインは、精神科医、精神分析家、あるいは広い意味での理論家たちに対して目に見えるほどの影響を与えてはいない。とはいうものの、それにもかかわらず、レイン現象は、なにかをあとに残した。そこにはきわめてはっきりしたものもあるが、それほどはっきりしないものもある。

レインへの批評は一様ではないが、そのことからも彼の魅力の幅広さが証明されている。レインに惹きつけられた人びとのなかには、キングスレイ・ホール後のレインのキャリアにひどく失望し、果ては裏切られたと感じるにまでいたったこともあり、ともかくレインのことを真剣に考えなくなった者も多かった。晩年のレインのキャリアにほとんど注意を払わない(あるいは、ほとんど知らない)人もいた。そして正確にいえば、こうした人たちにとってレインはその表舞台からゆっくりと退場していった人なのだ。結局、レインについての考えを改めた人もいるし、レインをあっさりと忘れた人もいる。それでも時折、わずかながらも言及されることもあるが、そうした言及は歴史的な性質を帯びているのが常である。要するに、レインの名は、先細りしていった短命のムーブメントの創始者として挙げられるのだ。しかしながら、ときに、まったくの予想外のところで、彼に対して並外れて厚い信頼が寄せられることもある。精神分析家であるニナ・コルタート Nina Coltart は、アーバース協会(フィラデルフィア協会からの分派)に深く関与していた。彼女は、レインの影響について次のように要約して述べた。

R・D・レイン、および我らがジョー・バークやモートン・シャッツマンのような人びとの初期の仕事で革命的だったのは、狂った患者に生じていることを文脈に据えて理解しようとして、長期間、人間としての注意深い関心

＊15 アナの治療者「ロイ・ランディス」は偽名で、本名はレオン・レドラーである。

を払ったことであった。精神分析がそれを怠ったといっているのではない。一八九五年にフロイトがまさにそのことを始めたということが、二〇世紀に対するフロイトの偉大な貢献であった。しかし、例外がごく稀にあるとはいえ、精神分析は神経症患者との作業に取り組んできた。精神病のような障害は、通常、精神分析の範囲を超えると考えられてきた。自身が精神分析家であったレインが分析治療に持ち込んだ独特の革新とは、精神分析技法の関心を、全人的基盤のもと、精神病を患う人びとに注ごうとしたことであった。

(Coltart, 1995: 159–160)

ひとりの精神分析家から発せられたものであるが、この発言はいくぶん奇妙に思われるかもしれない。精神分析が神経症に対する治療法として始まったことは確かであり、フロイト自身は精神分析の精神病への適用についてそれほどの期待を寄せていなかったということも同じく正しい。しかし、フロイトの側近、および、米国における精神分析集団の内部で、レインが表舞台に登場するはるか以前から、精神病の世界への進出は実践されていた。ハリー・スタック・サリヴァン、フリーダ・フロム＝ライヒマン、ジョン・ローゼン、パウル・フェダーン、ハロルド・サールズ Harold Searles など数名の名前が思い浮かぶ。ある意味ではさらにいっそうの好奇心をそそられることだが、レインなら自身をこの称賛にふさわしい者と認めなかっただろう。つまり、レインは精神分析という知識体系に貢献した者を自認していなかったのだ。不思議ではあるものの、こうした論評には意義がある。というのも、レイン以前にもたしかに先達がいたとはいえ、レインは、精神病患者を前代未聞の力で援助することができるというメッセージを伝えたからである。さらに、レインは、精神分析家がいつも主張していたのとは異なり、そしていまでも時々主張しているのとも異なり、こうした臨床作業が医学的バックアップのもとにおこなわれるべきであるとは主張しなかった。このバックアップが、患者の入院を助言／要請するという選択肢を分析家に与えることで、分析家にとってある種のセーフティーネットとしての機能を果たしているのだろう。このような設定のなかでは、依然として分析家は実質的には病院のエージェントである（精神分析家が開業精神科医であることも多い合衆国においてよく目にする事態である）。最後になるが、コルタートは、重要な補足も追加している。レインとともに到来したこの新しいアプローチは「全人的基盤」という特徴を有している。これは、キングスレイ・ホール以降登場した種々の治療共同体《コミュニティ》の仕事への言及である。コルタートは、数年間、アーバース協会にかかわった。また、これらのレインをめぐる意見は、当組織の研究を紹介する出版物に掲載されている（それゆえ、「我らが」ジョー・バークとモートン・シャッツマン、と前掲の引用にある）。この文脈でコルタートがレインについて語った内容は、少しも奇妙なものではない。

治療共同体《コミュニティ》は、レインの仕事の遺産としては最もわかりやすいものである。キングスレイ・ホール閉鎖後、フィラデルフィア協会とアーバース協会は、そうしたコミュニティ運営を自分たちの活動の不可欠な部分とした。今日のコミュニティ集団とキングスレイ・ホールの違いは大きい。おそらく、諸変化を記述する最もよい方法は、コミュニティの精神分析的エトスが重要性を増している点を指摘することだろう。フィラデルフィア協会とアーバース協会の両者が精神分析的心理療法の主流の一端を担っていることから、この事態は理解可能である。このことは、コミュニティ・セラピストの仕事ぶりに反映されている。すなわち、こうしたセラピストたちは、内容と時間がきちんと決まっているミーティングに沿って作業をする傾向にあるのだ。重大な危機が生じたときは例外だが、フィラデルフィア協会の一部の住居では、こうしたミーティングだけが唯一の治療的関与となっている。このような場合だと、コミュニティ分析を集団分析の修正版と呼ぶこともできるだろう。フィラデルフィア協会とは異なり、アーバース協会は、依然として、コミュニティで全生活をともにするメンバーとしての治療者役割を強調している。本協会の心理療法訓練プログラムでは、訓練生全員がコミュニティでの六ヵ月間の居住を要求される。キングスレイ・ホールと比較すると、役割は、おそらくずっと明確であろうが、入退所者に関してはコミュニティ自体に最終決定権があるという基本的原則は維持されている。よりきちんと評価するためには、こうした住居のなかで仕事をしている人たちからの報告が増える必要があるだろう。[12]

こうしたコミュニティ集団はさておき、レインの考えがソーシャルワークや精神分析、精神医学の「公式」見解に浸透することはほとんどなかった。しかしながら、一部に「非公式の」残滓が存在している。精神医学主流派《エスタブリッシュメント》の第一人者であるアンソニー・クレア Anthony Clare は、ラジオ番組『精神科医の椅子に腰かけて』のなかで、レインにインタビューをおこなった。クレアは、そのインタビューを出版した折、その冒頭に共感的で心温まるイントロダクションを付した。三ページにわたり、レインのキャリアを公平に吟味したあと、彼は次のように結論づけた。

> 精神疾患から神秘性を取りのぞこうとする動きにあって、彼〔レイン〕は力強く声を張った。また、精神医学というものが、隔離されて気味の悪い巨大精神科病院から、総合病院附属の急性病棟や地域《コミュニティ》に移行したプロセスに彼が貢献したことにはまったくの疑いの余地もない。キングスレイ・ホールにおける彼自身の治療共同体《コミュニティ》は、心理的危機にある人びとを対象とした類似の非病院設定の多くに対して、プロトタイプとしての役割を果たした。彼は、強力な抗うつ薬や抗精神病薬の熱狂的な導入につき従ってきた精神医学における粗雑な還元主義というものに挑んだのだ。彼は、ひとつのキャリアとして精神医学を選択する若い世代全体に影響をおよぼした。
>
> もちろん、彼の並外れて力強いグラスゴー的レトリックはやりすぎとなった。さらに、重篤な精神疾患をもつ患

者と向き合うべく奮闘している親族のなかには、なお、彼を許しがたいと思っている者が多い。というのも、彼らからすれば、自分たちがなんとかしようと試みたまさにその状況の責任者と示唆されているように思えるからである。……［しかし］ある意味では、現代精神医学の内部にいる人は誰もが、R・D・レインになんらかの恩義があるのだ。そして、彼は終生、精神疾患の本質について議論を深めたが、その議論には重大な欠点も存在する。とはいえ、彼は、精神疾患をもつ人びとの苦境をどこまでも真剣に受け取ることを絶えず求めた。

(Clare, 1992: 204-205)

多数のほかの精神医学者や精神科医たちが、同じようにレインについて感じているのかどうかはなんともいえない。

Ⅸ　レインとクーパー

現状、レインへの反応というものは、徹底的な拒絶、熟慮された批判、ときに現れる友好的な賛辞などが入り混じったものといえる。しかし、レインやほかの反精神医学者が提起した問題は依然として残されている。彼らは狂気と権力の関係という問題を世に知らしめた。そして今日、こうした論議はそこまで目にされないとはいえ、問題が解決したというわけでもない。

昔ながらの病院には抑圧する権力があるということに、あらゆる反精神医学者たちが同意した。とはいえ、その事態への対応法については複数の意見があった。巨大病院敷地内の実験病棟（ヴィラ21）から、独立共同体《コミュニティ》（キングスレイ・ホール）、ゲリラ戦略（SPK）、システム全体の改革（民主精神医学）まで、その戦略は多岐にわたった。しかし、それとはまた別に、より複雑な議論が巻き起こった。狂気の本質にかかわる議論であった。狂気をめぐる古典的精神医学の理解では狂人の疎外をもたらすだけであるということには、全員の意見が一致した。全員（フランスの反精神医学者のなかの数人をのぞく）、精神分析を拒絶した。論議を席巻したのは二つの異なる解決策であった。第一の解決策をとる人びとは、狂気をシステム（家族、精神科施設、社会全体）が反映したものとみなした（SPK、イタリア人たち、レイン）。第二の解決策をとる人びとは、狂気を原初の力と考えた（クーパー、フーコー、ときにはレイン）。その力により、古代の真理を発見することが可能となるのである。さらに、こうした狂気が私たちの灰色の正常性とは根本的に異なるひとつの現実を指し示すのである。これらの立場から、権力と狂気の関係を描写する方法がさまざまに出現した。SPKとイタリア人は、虐げられる階級（患者たち）を変革の力に変換しようとした。ドイツでは、より極端な形で現れた。SPKの主要な機関誌名が『病気を武器に変える』であったことは意味深長だ。また別の道筋をデイヴィッド・クーパーが提示した。彼は狂気を解放する力の地位にまで持ち上げた。クーパーの立場を多少なりとも明確にしておいたほうがよいであろう。これらの見解のなかにはもともとレインの見解であったものが多いという理由だけではなく、そこにはレインとクーパーの相違点を描写することで、さらに問題を明確にすることができるという理由もある。ここで、『狂気の言語』（Cooper, 1980）から典型的な発言を抜粋する。

狂気はある人間の生における絶え間ない革命である。ときに、この革命プロセスは、私たちの生き方における大変革、つまりよりいっそうの自律に向かう変革として明らかとなる。そうした変革は、他人が介入しなくとも、達成可能なものである。しかし、ときに他人が介入するような危機として、その変革は社会的に可視化されることとなる。

(Cooper, 1980: 37)

> 狂気には、また別に［疎外された実存形式を一切無効にする必要性］もある。しかし、ある種の個人の悲劇的な危機としての狂気ではなく、自分自身の蘇生としての狂気もある。自分自身の蘇生のありようは、私たちがかくあるべきという強迫規則をすべて破るのものだが、同時に誰も傷つけはしないというものでもある。すなわち、より十全に実現された世界への帰還を暗黙のうちに約束しつつ、自分自身を脱構造化することとしての狂気なのである。
>
> (前掲：51)

> 目下、狂気は全世界を転覆するものとなるので、拡大を続ける支配と監視システムが必死に追跡しているのだ。狂気は、転覆を求めるあらゆる闘争の勝利とともに、その決着を見出していくだろう。その闘争とは、反資本主義や反ファシズム、反帝国主義に加えて、官僚的社会主義に内在する、全貌がつかめていない大規模な抑圧にも反対している。狂気は社会革命を待ち受けている。社会革命は、思うにおそらく、政治革命が切迫していくなかで置き去りにされてしまったのだが、それはけっして許されることではない。
>
> (前掲：149)

クーパーは、「統合失調症」と狂気を区別している。前者はブルジョワ精神医学の構成概念《コンストラクト》であり、後者は固有の革命力である。ひとたび、本物の狂気が現れるならば、統合失調症は存在しなくなるだろう。それでは、ここでいう狂気とは何なのか？ 狂気は、既存のブルジョワ構造を解体するような、あらゆる形の異議申し立てとなりうるようだ。たとえば、オルガスムもまた狂気なのである（「オルガスムは、よい伝染性の狂気である」〈前掲：74〉）。というのも、オルガスムはブルジョワ的な生殖性愛《セクシュアリティ》を否定しているからである。しかし、これらすべての異議申し立て行為をなぜ狂気と呼ぶのだろうか？　おそらく、こうした行為は、人の意識に基づく行動として意図されているのだが、結果として、正常性を超越する領域に人の意識を押し込むからであろう。狂気は普遍的な力なのである。[13]

　ある個人のなかに創造的な力が狂気のような装いで顕現するという考え方は古代ギリシャにまで遡るのだが、この力はクーパーの手によってヘーゲル哲学精神のすべての特徴を備えるような普遍的次元にまで高められている。「狂気の未来は、その目的、つまり狂気を普遍的創造性に変容することにある。普遍的創造性は失われた場所であるが、そもそも狂気はそこから発生したのだ」（前掲：149）。

　クーパーの見解はレインに由来していたが、さらにクーパーは狂気を美化した、クーパーは狂人を新たな光をもたらす使者と考えた、クーパーは人びとに精神病経験をもつよう促すことさえあった、などの非難が沸き起こった。精神医学の介入なしに精神病的破綻《ブレイクダウン》を切り抜ける人もいる、とまでいい切ったのはクーパーくらいのものである。彼の考えによれば、こうした介入は有害となる可能性がある。それゆえにキングスレイ・ホールが登場したのだ。彼はまた、精神病的破綻《ブレイクダウン》のなかに、ときに神秘体験の徴候が認められる場合もありうるといった。とりわけ、神秘体験と精神病経験を同等なものと考えがちな精神科医も存在していることを思い浮かべれば、これは間違いなく至極もっともな言説である。しかしながら、神秘体験をもつ人びとがいることを認めることと、神秘主義が社会解放の力となりうると論ずることは別問題である。レインはけっして後者の見解をもたなかった。（無論、「神秘体験」のような事態が存在することに疑問を呈することは可能である。しかし、こうした疑問はあまりにも多くの証拠を眼前にすれば、飛散してしまう）。

　しかしながら、まさにレインは、精神疾患と考えられているものをめぐる一般的な概念を再評価しようとしたのだ。この試みは、ごく暗黙裡にではあるものの、『ひき裂かれた自己』のなかに早くも登場していた。のちに、この試みは一連の包括的論究へ発展した。レインは、狂気と正常のあいだには架橋できない溝がある、という精神医学上の有力な見解に反対するような議論を投入し続けた。

精神科医たちは、ある人びととその他の人びとのあいだに架橋できない深淵がある、と倦まず弛まずいい続けている。カール・ヤスパースは、その溝を差異の深淵と呼んだ。いかなる人間の絆もその深淵を架橋することはできない。ある人びとは、「奇妙であり、困惑させ、想像もおよばず、不気味で、感情移入できず、不吉で、恐ろしい。自分たちと同等の人たちとして彼らに接近することはできない」。これはマンフレート・ブロイラーの言葉である。ブロイラーもヤスパースも統合失調症について語っている――統合失調症者は、正統的精神医学によると、一〇人に一人以上いるというのに。（WMF: 6/tr.: 15–16）

ジュリエット・ミッチェルはレインが統合失調症と正常のあいだにある違いを叩きつぶしていると非難している。しかし、この観点に立てば、ミッチェルの非難はさほど重要ではない（もっとも、この非難は彼女の――すなわち、精神分析的――参照枠のなかでは妥当性を保持しているのだが）。というのも、レインは、その違いを叩きつぶしているというよりむしろ、違う視点を切り開いている。私たちはこの文脈に据えて『ひき裂かれた自己』ペリカン版での序文でレインが書いた文章を読むべきである。「私は、依然として、本書で〈彼ら〉について書くばかりであり、〈私たち〉についてほとんど書いていない」（DS: 11/tr.: 6）。

一般の狂気理解を再評価する一方で、レインは、「正常性」とはまがい物であるとの結論にいたった。このように本問題を述べたことによって、レインはとある困難に突き当たった。レインは私たちの正常という発想を拒絶しているが、クーパーのようには狂気を解放する力にまで持ち上げたりはしない。このことには二つの理由があるように思われる。レインは、その病院勤務時代に、統合失調症がもたらした破壊を散々見てきており、クーパーのような線に沿って思索を深めることができなくなっていた（ゆえにレインは、折に触れて、精神病の惨めさやほとんど死にかけの存在について語った）というのが第一の理由である。レインの分析から明白となるようなことが第二の理由である。つまり、統合失調症は、いわばブルジョワ的現実の産物であり、そこから解放を見出すことができるような独立した力の声ではない。

しかしながら、巷に流布している正常という発想に対して嫌悪感を述べつつ、精神病的と描写される人びとに対してははっきりとした共感を示すなかで、レインは、クーパーがくだした結論を呼び寄せたのだが、彼自身がそうした結論をくだしたわけではない。なおも疑問は残る。狂気の惨めさと人を呆然とさせる灰色の正常性とのあいだで、どうやって受け入れがたい選択を回避したらよいのか？

この疑問は、ジョヴァンニ・ジェルヴィスにより、とても興味深い形で取り上げられた。彼は解放する力としての狂気という考え方を却下している。というのも、彼の見解では、精神科医と対面する人びとは、端的にブルジョワ的正常性に傷つけられてきた人びとなのであって、新たな正気の提唱者ではない。ジェルヴィスの考えでは、破綻《ブレイクダウン》は生きがたい状況から脱出する試みであるかもしれないが、正常への悪しき「再落下」に陥ることがほとんどである。彼は、精神病のなかに啓発的経験がある可能性には同意しているが、それが求められるべき状態とは考えていない。この点で、ジェルヴィスの立場はレインの立場にきわめて近い。ジェルヴィスは、破綻《ブレイクダウン》を創造的に乗り越えることに成功した人びとは、けっして、その経験を繰り返すことを望まないとも指摘している。（次のことが思い出される。レインが『経験の政治学』のなかで語った物語の登場人物であるジェシー・ワトキンスでさえ、自分の経験した比較的穏やかな「一〇日間の旅」

を繰り返すことを望まなかったのだ。「そこに再び入り込むのではないかと心配している」〈PE：132/tr.：170〉。ジェルヴィスはさらに論を進めて、狂気は人を解放するというスローガン（「存在の本来性」「主体の完全な自由」）は、ブルジョワ的イデオロギーに起源をもっていると述べている。したがって、ブルジョワジーの「偽りの意識」にかわり、私たちは狂気の「偽りの自由」を得るのだ。最後に、ジェルヴィスは、ある意味では狂気が正常性に再び収容されざるをえないことを認めているが、見過ごされている別の方向性も指摘している。すなわち、私たちは、既存のものにかわる正常性を考案すべきではないのか？　反精神医学のイデオロギーのなかで、「正常性」という言葉は否定的な意味合いを色濃く内包しているため、そのような考えは正道を踏み外していると思われかねない。しかし、要点は、そう考えることで、（常に個人的営為である、狂気の後の正気ではなくむしろ）その問題を集団の枠組みに組み込むことである。もっとも、「健康」という用語のほうが、それが「規範」という考えを喚起させない限りは、おそらく適切なことであろう。ジェルヴィスは、いまのところ、この既存のものにかわる正気の正常性がどのようなものであるのかを知る者はいないと示唆している。正常性という問題に取り組むことは、狂気という問題に取り組むことと同様に、複雑なことに違いない。しかし、ジェルヴィスは、そのことが主として政治的問題であることに疑いを抱いていない[14]。

　レインは、正常性が生み出す狂気と容認できない正常性とのあいだで引き裂かれていた。その彼にとって、私たちが抱く「正常性」ないし「健康」という発想を再検討することは当然の選択と思われる。しかし、彼独自の理論的立場により、このことは困難になっている。一部の批評家（とりわけジェイコビィ）は、レインが対人暴力を人間関係の固定した（ほとんど不変の）特徴とみなしていると指摘した。このことは、レインのほぼ全著作の背後に横たわる二元論の結果である。一方で、私たちは真実《ジェニュイン》、本物、本来を見出し、他方で、私たちは偽物、正常、普通を見出す。最初のものは内的なものである（そして、姿を現すことはきわめて稀である）。第二のものは外的なものである（けっして姿を見せない想像上の〈あなた〉で和らげられている）。この図式のなかでは、正常性の再検討に取りかかることができない。しかし、反精神医学者にとって、これは狂気の再検討とまったく同様に喫緊の問題であるべきだ。この意味で、レインのプロジェクトは道半ばとなるしかなかった。

X　レイン現象、その後

レインの時代以降、多くの物事が変わっていった。英国は大規模に右傾化した。政治情勢の変化は、レイン自身の隠遁と同じ程度にはレインの考えの消滅に寄与した。突如として新しいイデオロギーの集中砲火のもと、左翼やそのほかのあらゆるオルタナティヴ集団は退却した。価値の反転は振り幅が大きく、その記述の端緒を開くことさえできない。この事態は、精神障害者との仕事に影響をおよぼした。というのも、その仕事は、政府の「地域医療《コミュニティ・ケア》」プログラムの進展と軌を一にしなければならないからだ。患者たちは、「隔離されて気味の悪い巨大精神科病院」を去り、「総合病院附属の急性病棟や地域《コミュニティ》」に向かった。「キングスレイ・ホールにおける彼［レイン］自身の治療共同体《コミュニティ》は、心理的危機にある人びとを対象とした類似の非病院設定の多くに対して、プロトタイプとしての役割を果たした」（Clare, 1992: 204）。

アンソニー・クレアは、このように現状を書き著している。クレアはこころからレインを称賛している。しかし、彼が描いた新しい地域医療《コミュニティ・ケア》システムはあまりに楽観的に過ぎるようだ。少なくとも、「ひとつの社会などというものは存在しない、個々人というものが存在するだけである」というスローガンが席巻している社会において、「地域医療《コミュニティ・ケア》」という用語は意味をなさない。このことをはっきりさせるためには、ソーシャルワーカーの扱われ方を見れば十分である。どんな「地域医療《コミュニティ・ケア》」プログラムであろうともソーシャルワーカーが重要な役目を果たしたほうがいいと考えられていることが、その事態を明らかにする事例であろう。ソーシャルワーカーたちは、準備不足であった。彼らが受けたトレーニングは不十分なものであり、不可能な信念に基づき働いていた。その信念のいくつかは、彼らが自分自身に課したものであった。だから彼らは大失敗を犯した。これすべて、いうまでもないことである。しかし、(新しいイデオロギー信奉者たちの観点からすれば) 事態をより悪化させた事柄は、ソーシャルワークによって多くの人びとが左翼思想の傾向をもつ方向に引きつけられたことだ。ゆえに、サービス向上を目指す努力はほとんど顧みられることなく、ソーシャルワーカーたちは、嘲笑され、酷使され、誹謗中傷された。近頃の言い回しを借りれば、いまや、彼らはサービスを「購入する」マネージャーに成り果てている。受け取る側の人びと(精神疾患をもつ者、精神障害者、身体障害者、高齢者など) は、「消費者」ないし「顧客」と呼ばれている。新たな民間刑務所に収容されている者でも、たしかに「顧客」と呼ばれていることだろう。かつてのきわめて独立性の高い組織は、適切に見える治療共同体《コミュニティ》を運営していたものであったが、この新しい情勢にますます影響を受けるようになっている。目下、それらはすべて、ひとつのサービス群 (マーケット) に入れられており、サービスはさまざまな組織同士でまとめられている無数の取引のなかで「購入」可能となっている。現状は、独立した活動に適した時期などではないのだ。

しかしながら、とある比較的新しい現象に、レインやその他の反精神医学者の仕事の直接的な面影が認められる。自助グループの出現である。自助グループは患者や病人を呼び集め、相応の治療、敬意、患者の市民権や法的権利を求め戦う組織を形成している。最初のそうした組織は、一九七三年に設立された精神障害者連合（Mental Patients' Union：ＭＰＵ）であった。近年の最も有力な組織は、〈サバイバースピークアウト〉だろう。ほかにも多くの組織があり、長命のものもあるが、短命に終わったものもある。現在まで一〇年以上にわたって、『避難所《アサイラム》』誌がこうしたグループのための定期的な討論の場であり続けている。[15]こうした主導性の台頭は、ひとえに反精神医学者の活動の賜物というわけでもない。組織や法の観点からはＭＩＮＤのような他の団体も重要であった。そして、患者たちにより組織されるということが重要である。精神医学システムがうまく機能しているとしても、専門家と患者のあいだだと、雇用者と被雇用者のあいだに絶えず存在している緊張とは意味合いが異なるものの、常に利害の不一致が存在しうるのだ。精神科医や看護師などが組織化されているのとまったく同様に、患者もそうあるべきである。だが、こうした考えは万人受けするわけではない。

レインは、精神障害者、つまりは患者、つまりは「精神医学化された人」に声を与える者のひとりであった。彼の抗弁に宿る威力と想像力の助けを得て、病者たちは声を上げることができた。おそらく、このことがレインの最も疑いの余地がない遺産だろう。ある意味、それはきわめて似つかわしく思える。というのも、彼は常に、同業者たる専門家たちよりも患者をより気遣っていたからだ。レインは、ほんの束の間のこととはいえ、以前には存在していなかった地平を開いた。この地平に謎めいたところはない。すなわち、超越論的現実に一瞥をくれようとするレインの企図とは無関係なのである。それは、専門職から病者へ、障壁を越えて語りかける彼の能力に由来していた。この意味で、彼の著作群は、「まともな」人と「狂った」人のあいだを真に架橋していた。その理由はさまざまであるが、この架橋はもはや存在していない。しかし、ことによると、それがかつて存在したという事実により、再び切望される対象として据え置かれることもあろう。

無論のこと、これすべてを戯言としてきっぱりと拒絶することもできる。すべては私たちの選択次第、というわけである。ある論者がレインについて述べたように、それは「兆候や前兆といった事態［あるいは］増大する不吉な現実」のどちらかなのである（Britton, 1974: 30）。

〔原　注〕

［1］レインの名声が名高かりし頃におこなわれたインタビューのタイトルは次のようなものだった。「フロイトとユング以降、ようやくR・D・レインが登場する。レインは、ポップな頭医師の異端者、ヨーガ行者、哲学王であり、おそらく、アエスクラピウスの最新の再来であろう」（Mezan, 1972）。

［2］大部分は金儲けツアーであり、レインはそのようなツアーを実際には嫌がっていたようだ（Mullan, 1995: 349）。

［3］それ以外の著作群のなかでは、（現実にあるのと同じく文学作品にもみられる）精神医学乱用について解説しているサースの論文集『狂気の時代』（Szasz, 1974）がとりわけ有益である。

［4］サースは、米国非自発的精神科入院廃止協会を設立した。

［5］イタリアでは、民主精神医学の活動の高まり以降、状況が変わった。これらの発展を支えた共産党の影響が衰退した後、一部のプログラムは新右翼イデオロギーにより乗っ取られていった。

［6］トリーチャーとバルフが『批判的精神医学』のなかでこの点を指摘している（Treacher and Baruch, 1981: 147/tr.: 246）。

［7］レインは、自著のなかで、彼らの仕事にまったく触れていない。さらに、晩年のインタビューでは、レインは彼らに対する否定的な見解を語っていた（Mullan, 1995: 209–212）。

［8］アナ・O、オーギュスティーヌ、ドラは、メアリー・バーンズが彼女たちと異なるのと同じように、それぞれまったく異なっていた。オーギュスティーヌは、一六歳のときに病院を抜け出し、その後の人生については一切不明である。アナ・Oは、実生活ではベルタ・パッペンハイム Bertha Pappenheim と呼ばれており、ブロイエルとの治療後、女性の権利を擁護する闘争のため、ならびにソーシャルワークの先駆者ということのために、世界的名声を博した。ドラは、あらゆる報告によると、一生涯、心理的障害を抱え続けていた。

［9］たとえば、ウィング（Wing, 1978: 162）を参照せよ。

［10］ラ・ボルドは、フランスにおける有力な反精神医学プロジェクトとなった。ヴィラ21同様、それは巨大病院の一病棟である。

［11］レインは、自身の視点からこの物語を説明した（Mullan, 1995: 323-325）。その説明は本書のものと本質的にはどこも変わるところがない。

［12］最近刊行された著書にアーバース協会の仕事が紹介されている。本書のなかには、住居内部での活動も記載されている（Berke et al., 1995）。

［13］ジル・ドゥルーズ Gilles Deleuze とフェリックス・ガタリも、『アンチ・オイディプス』のなかで、革命力としての狂気というヴィジョンを描き出した。革命力は固定と限定を拒絶し、それにより、人は家族性のエディプス的サイクルから抜け出すことができるのだ。実際に、二人はこの力のために「統合失調症」という用語を用いており（そして、スキゾ分析という用語を創案した）、私たちの正常性というパラノイア的資本主義状態に統合失調症を対置している。付言しなければならないが、彼らの統合失調症概念は、精神科医が統合失調症と称するこころの状態とはほとんど共通点がない文芸上の創案である（Deleuze and Guattari, 1984）。

［14］この問題に関するジェルヴィスの卓抜した分析は、主として『アンチ・オイディプス』におけるドゥルーズとガタリの見解に向けられており、そのままクーパーに当てはまる分析ではない。興味深いことに、クーパーは、狂気に宿る革命的ポテンシャルを真に受けていないことでジェルヴィスを非難している（Cooper, 1980: 145）。

［15］『避難所《アサイラム》』は、患者の見解が表出される最も一貫した発表の場であり続けている。本誌の背後にいる人物は、シェフィールド大学名誉教授であり、精神医学の代謝研究のための医学研究評議会の前会長であるアレック・ジェンナー Alec Jenner である。彼は、『避難所《アサイラム》』の創始者のひとりであり、実質的に本誌運営に携わっていた。ジェンナー教授は、患者の権利問題を真剣に取り上げる、英国で唯一の上級精神科医と目されるので、特筆に値する。

解題

はじめに

本書は“Zbigniew Kotowicz: *R.D. Laing and the Paths of Anti-Psychiatry*”（Routledge, 1997）の全訳である。すでに一部の邦訳が刊行されているMakers of Modern Psychotherapyというシリーズの一冊である。本書は、精神医学界の鬼子R・D・レインを取り上げた入門書であり、一貫して「反精神医学」の視点が維持されている好著である。

レインの反精神医学者としての側面は本書で十分に解説されている。床上に床を施すような記載は避けたいと思う。そこで、本解題の照準を、本書で描き出されなかった⑴精神分析家としてのレイン、⑵フランスを中心とした反精神医学運動、⑶その後の反精神医学の展開、に絞りたい。[*16]

＊16　レインの伝記的記述で、特に出典の明示がない場合はMullan（1995）、Laing, A.（1994）、Clay（1997）による。

I　反精神医学前夜――精神分析家としてのレイン

一九五〇年代、レインは、グラスゴーの南部総合病院精神科に異動した。上司にあたるファガーソン・ロジャーズはタヴィストック・クリニック所長のジョン・サザーランドの友人であった。ロジャーズの口利きでレインはタヴィストックに職を得て、働きながら精神分析のトレーニングを四年間受けた。タヴィストックでの業務は、性格病理をもつ患者たちとの分析セッションや、境界例患者との集団療法、アセスメント面接の実施、ケース・カンファレンスへの参加などであった。

ただ、レインはタヴィストックが外来専門機関であることを知らなかったらしい。そのため、入院臨床を中心としてきた自身の経歴とのギャップを常に感じていた。実際、レインはセミナーなどに出席しないことも多く、問題児扱いされていた。レインへの精神分析家資格の授与を留保せよという議題も上がったが、「このきわめて優秀な訓練生」のために例外を設けようという声もあった（Clay, 1997）。レインを庇っていたのはライクロフトやウィニコットであった。彼らとレインの関係を見てみよう。

ライクロフトとウィニコットとの精神分析体験

レインは自身の分析家としてウィニコットを希望していた。しかし、訓練委員会での協議の結果、レインの分析家はライクロフトに決まった。この決定にはサザーランドの思惑が大きく関与していた。どうやらライクロフトはその当時、すでに分析協会に幻滅しており、週五回寝椅子設定のセッションをもちたがらなかったようだ。ライクロフトにケースを無理にでももたせたかったサザーランドがレインをあてがったのである。

レインはライクロフトから古典的な精神分析を二年弱の期間受けた。レインはライクロフトとの経験を「劇的ではない分析」（Mullan, 1995: 150）と表現している。ライクロフトは洗練された知的な人物であり、解釈然とした発言ではなく自身の印象に残った場合に発言やコメントを繰り出すという臨床スタイルだった。数回の審査面接のあとライクロフトは、レインが思い描いていたような精神分析らしい解釈を転移の文脈で発したらしい。一定の留保をつけつつも私見を表明することも時折あった。エイドリアンによれば、この分析はレインの抱えていた抑うつ感情を払拭するにはいたらず、後年の自己破壊的行動につながった（Laing, A., 1994）。

また、分析期間中の一九五九年、レインは親友であるダグラス・ハッチンソンを事故で亡くしている。この衝撃は凄まじかったようで、彼は胸中を「兄弟を亡くした」と漏らしていた。同時期にレインから分析を受けていた人物によれば、ダグラスの死の翌朝、レインは泣き崩れており、とてもセッションを続けられるような状態になかった。「事実、ダグラスの死によって、レインの一部もまた死んだのだ」（Laing, A., 1994: 65）。一九六〇年、『ひき裂かれた自己』を上梓し鮮烈なデビューを飾るものの、最初の結婚相手との不和もあり、実生活は苦しいものがあった。

一方、ライクロフト側はレインをどのように見ていたのだろうか。彼はあるインタビューのなかでレインを「頭が切れる」男だったと語っている（Rudnytsky, 2001: 78）。レインは当初こそライクロフトに対してきわめて侮蔑的な態度をとっていたが、ライクロフトの『精神分析と彼岸』（Rycroft, 1985）の書評を書く頃にはその態度を軟化させていた。その書評を読んだライクロフトは「この男は私をおそろしくよく理解していると思ったよ」と述懐している（Rudnytsky, 2001: 78）。

レインはウィニコットやマリオン・ミルナーからスーパーヴィジョンを受けた。ウィニコットのスーパーヴィジョン・スタイルは一風変わっていた。彼はいつもワインを用意してレインをもてなし，教師然とした態度をとることはけっしてなかった。レインはかなり詳細なセッション記録を用意し，ウィニコットに細部にわたってケースを提示していた。ウィニコットが重視していた観点は，「思いやりの段階」（Winnicott, 1963）であり，その路線に沿ってケースは検討されていた。

ウィニコットは『ひき裂かれた自己』を評価しつつも次のようにコメントした。「あなた〔レイン〕は意識的な自己について語っていたけど，それは無意識的な自己のタイプミスか印刷ミスじゃないだろうか」（Mullan, 1995: 152）。また，「偽りの自己」という自分の考えがレインに与えた影響が明記されていないことにも不満を漏らしていたようだ。その一方で『狂気と家族』を目にしたウィニコットは周囲にこのような発言を漏らしていた。「もし自分が生まれ変われば，レインと同じことをしただろう」（Mullan, 1995: 154）。

レインの臨床実践

詳細なケース記録を公表していなかったため，レインの臨床実践はあまり知られていない。精神分析のトレーニングを受けた経歴から，彼が精神分析の実践に精通していたことは予想される。とはいえ，レインには(1)実存主義や現象学の考え方に共感を覚えていた，(2)サリヴァンに代表されるような米国対人関係論から影響を受けた，という特徴がある。その当時の英国精神分析協会では，実存哲学などの用語は重視されず，サリヴァンの考えはあまり広まってもいなかった（Mullan, 1995）。ここにレインのユニークな臨床実践の萌芽があろう。

『ひき裂かれた自己』刊行直後，レインは精神分析家としてウィンポールストリートで開業実践を開始した（のちにイートン・ロードへ移る）。その面接室の設えはレインの好みを反映しており、たとえば伝統的なフロイト派が使うような寝椅子ではなく被分析者が自分の居心地がよいように調節できるような小さなベッドが置かれていた。部屋の隅にひっそりと置かれた机以外に大きな家具はなく、面接室はシンプルな構成であった。一九六一年には『自己と他者』が上梓されたこともあり、レインの評判は瞬く間に広がった。レインの治療を求めて面接室に訪れる人があとを絶たなかった。

レインの個人臨床のスタイルはどのようなものであったのか。クライエントからファースト・コンタクトを受けた際、レインは面接時間をとくに限定して伝えず、クライエントの要望（二、三時間の場合もあれば三〇分の場合もある）に沿っていた。初回面接でレインは、クライエントがなぜ自分との面談を望んだのかを尋ね、記録をとらず虚心坦懐に耳を傾け、最初の出会いから精神療法を開始することはなかった。初回はあくまでもコンサルテーションということだ。なので、一回きりのセッションで終わることもあった。レインはこんな事例について語っている。

> こんな女性がいました。彼女は数年間父親と暮らしていたのです。父親はよく彼女に暴力を振るっていました。私は、「というか、あなたに問題があるんじゃないよね」と伝えました。〔彼女が〕「でも、電話もろくにかけられません」と言うので、私は「誰かにかけてみよう」と返しました。「あなたがここから出ていくとき、二〇分後にあなたを迎えに車を出しましょう。で、あなたは一緒に向かうだけ。あの家には戻らない。それでおしまい。いいですか？　はい、そうしよう。」この女性にはまさに命の危機が迫っていたので、私は「そこから出て行け」と言ったのです。「厄介事が収まったら自分がどんなところで生きていたのかがわかるでしょう」と。
>
> （Mullan, 1995: 322）

レインに精神療法を受けた人物がその経験を公表しているが、その臨床スタイルは「ありのままの直面化」(Cooper, 2003) と言い表せる。レインはスキゾイド・パーソナリティや統合失調症を抱える患者たちとの臨床経験に基づいて自身の臨床論を築いていた。『ひき裂かれた自己』から中期にかけての著述にあるように、存在論的に不安定な人たちは自身を保護するため、対人関係のもつれやしがらみから内的にひきこもりを示す。クライエントが内的ひきこもりから抜け出して自己回復していくためには、治療者は押しつけがましくない非侵襲的な傾聴姿勢を維持しなければならない。レインはクライエントの発言を一言一句間違えずに復唱することができる注意深さを有していたらしい。「[セッションの]雰囲気は、チェスの試合みたいに沈黙した緊迫感があって、とても刺激的なものだった」(Resnick, 1997: 378)。

その一方で、治療において重要となる要素は、操作的ではない正直な我－汝関係であった。レインは専門家としての仮面をつけてセッションに臨むことをよしとしなかった。ある女性は、自身の夫に対する不平を述べたときにレインから「私は夫と同意見だな」と返されたことを報告している (Semyon, 1997)。これは明らかに「分析的中立性」や分析技法の作法とほど遠い振る舞いである。事実、レインは後年、次のように語っている。

最近、ある精神分析家たちを相手にしたセミナーで、私が患者から勧められた煙草を、分析的に解釈しないで受け取ることがあると話すと、聴講者たちが次第に呆然としてきた。私はこちらから患者に煙草を勧めることさえあり、火をつけてやることも辞さないのだ。

「では、もし患者が水を一杯くれと頼んだら、どうするんですか?」とひとりがほとんど息をひそめて質問した。

「そうしたら、その人にグラス一杯の水を渡してから、また自分の椅子に坐るでしょう」
「解釈はしないんですか？」
「十中八九、おこなわないでしょうね」
女性がひとり絶叫した。「さっぱりわかりません」

(Laing, 1985: 143/tr.: 294)

レインの思想は体系的に維持されていないが、英語圏の実存主義的精神療法家たちに影響を及ぼし続けている (Cooper, 2003)。たとえば、フランスでクリニカル・サイコロジストとして訓練を受けたエミー・ヴァン・ダーゼンはレイン派の治療共同体で働くために渡英し、以降自身の実存主義的な理論を展開させている (van Deurzen, 1998)。また、ヴァン・ダーゼンが設立した訓練機関に所属していたエルネスト・スピネッリもレインの考えを人間性心理学という広い射程で再解釈して援用している (Spinelli, 2007)。両者に共通するのは、レインが志向した「リアルな人間同士の本来的出会い」の理論的精緻化と実践面での具体的な運用方法の探究である。

レインにとって精神療法とは「二人の人間が自分たちの関係性を通して人間存在の全体性を取り戻そうとする頑なな試み」(Laing, 1967: 53/tr.: 52) である。「私たちのあいだに介在する一切のもの (敬意や仮面、役割、嘘、防衛、不安、投影、取り入れ)、要するに過去から持ち越されたものすべて (転移や逆転移) を削ぎ落とすところに」(Laing, 1976: 46/tr.: 44) 精神療法の本質がある。自己を用いずに他者にかかわろうとする姿勢や、人間存在を受け入れるのではなく変えようとするだけの技術は、治療的変化を生まず、むしろ人間の精神的苦しみを固定化するだけでなのである。

Ⅱ　反精神医学運動の展開——フランスを中心として

本書の内容と多少重複するが、改めてレインの登場した時代背景を振り返っておきたい。まずは脱施設化が進んでいくまでの精神医学史を簡単に述べておく。その後、本書では割愛されていたフランスの反精神医学の展開を記述する。イタリアの精神医療に関してはラモンによる編著（Ramon, 1988）にくわしい。本邦でもバザーリアの訳出が進行しているので、そちらも参照されたい（Basaglia, 2000; 2005）。

混乱する精神医学

一七〇〇年後半、イタリアのヴィンチェンツォ・キアルージ、フランスのピネル、イギリスのテューク、アメリカのベンジャミン・ラッシュらが当時の精神病院、つまり狂人収容所での衛生環境や収容状況の問題を指摘したことが近代精神医学の幕開けであった。しかし、実際にもたらされたのは狂人の身体的・物理的解放ではなく、家庭や地域での道徳的・社会的監視であった（Foucault, 1962）。

第一次世界大戦と第二次世界大戦のあいだの時期、依然として病因論や治療論は混迷をきわめていた。ユリウス・ワーグナー＝ヤウレックはマラリアを治療に用い、精神疾患の身体治療の先鞭をつけた[*17]。一九三〇年代には、アメリカのマンフレート・ザーケルがインスリン昏睡療法を、ブダペストのラディスラウス・メドゥナがメトラゾール療法を、イタリアのウーゴ・チェルレッティが電気ショック療法をそれぞれ開発した（ショック療法の功罪に関しては Shorter and Healy〈2007〉を参照）。そして、最も悪名高いロボトミー外科手術がポルトガルのエガス・モニスによって案出された[*18]。

戦後は世界的に脱施設化の流れになっていく。一九五〇年前後、イギリスではジョシュア・ビエラが患者クラブを開催し、マックスウェル・ジョーンズが治療共同体を設立した。一九六〇年代にはアメリカでは「ケネディ教書」や「地域精神保健センター法」、イタリアではフランコ・バザーリアが病院改革を始めていくことになった。イタリアは、北部を中心に脱施設化の動きが展開し、各地の精神科医たちもそれに呼応し、民主精神医学の運動へとつながった。一九七八年、イタリア議会はバザーリアたちとの政治的折衝の結果、「法一八〇号」（通称「バザーリア法」）を公布した。反精神医学・脱施設化の象徴的な成果としての側面もあるが、本法案には政治的思惑も多分にあったと言われている。

こうした脱施設化の運動はいくつかの要因によって支えられていた。(1) 一九五二年にフランスのドレとドニケルがクロルプロマジンという抗精神病薬を統合失調症治療に用いて効果を上げたこと（Delay and Deniker, 1961）、(2) ゴッフマン[*19]やトマス・シェフらによる社会学的考察が病院などの収容施設を対象としたこと（Goffman, 1970; Scheff, 1966）、(3) 予防精神医学や地域精神医学が普及したこと（Caplan 1964）、(4) インフォームド・コンセントに代表されるような患者当事者の声を尊重する機運（Beecher, 1966）などが挙げられよう。しかし、すべてが順風満帆ではなかった。

一九七〇年前後になると精神医学の診断や見立ての妥当性に疑義が投げかけられていた。映画『カッコー

＊17　マラリアの意図的感染による高熱をキニーネで解熱するというこの非人道的な手法で一九二七年、彼は精神医学領域では初のノーベル生理学・医学賞を受賞した。

＊18　一九四九年にロボトミー手術の功績で彼はノーベル生理学・医学賞を受賞した。

＊19　ゴッフマンは一九五二年に結婚しているが、その妻は「精神疾患」であった。この事実は彼の研究の動機づけの背景にあったであろう。彼の妻は最終的に一九六四年に自殺した。

の巣の上で』にあるように独善的な精神医学の処置は批判の槍玉に上がった。一九八〇年代には精神分析治療のみを長年受けて症状の改善を得られなかったオシェロフという医師が、薬物療法によって短期間に改善したことで、米国精神分析の牙城チェスナット・ロッジに対して訴訟を起こすという事件もあった。ほかにも多くの事象があり、精神分析のみならず、精神医学全体が四面楚歌の状況に陥っていた（Lieberman, 2015）。

フランス精神医療とセクター制度の確立

フランスでは、第二次世界大戦中の劣悪な病院環境への異議申し立てが戦後に起き始めた。イタリアから亡命してきたサンタルバン病院のフランソワ・トスケルが起爆剤だった。まず、彼のもとに集まった改革派のひとりフィリップ・ポメルは、一九五八年、パリ第一三区に精神保健協会を設立し、医療と行政の連携を目指した。そして一九六〇年、この動きの結果として、フランス精神医学はセクター制度を敷くこととなった。その理念は、早期発見・早期治療、患者の環境面への配慮、地域に根ざした支援組織が継続してケアにあたることを特徴としている。この試みと前後して、同じくトスケルの弟子ジャン・ウリがラ・ボルド病院を創立した。

セクター制度は地域精神医学の先駆け的試みであった。セクター責任者の医師がその地域の特性や状況を考慮に入れつつ、ひとつの精神科病院と複数の医学心理センターの運営にあたる。医療体制や人員に地域差が生まれることや住居不定の患者の継続的ケアが難しいことなどの問題を抱えつつも、現在でもフランスの精神医学の大きな特徴となり続けている。

制度精神療法 psychothérapie institutionnelle とラ・ボルド病院

フランスはロワール＝エ＝シェールの街の近郊にその私立病院はある。ロワール川流域には古城が密集しており、観光地として今も多くの人を集めている。中世の華やかなりし頃に貴族たちが別荘として建造していた館のひとつを、精神分析医ジャン・ウリが買い取り、一九五三年に設立したのがラ・ボルド病院である。その当時、精神療法は精神分析であり、それは分析家と患者の個人的契約に基づく開業実践であった。一方、精神科病院は収容所であり、薬物療法や電気ショック療法の実施の場であった。ラ・ボルド病院は「制度精神療法」の発祥地である。本病院の特色は、作業療法や芸術療法などを独自の視点で融和させた精神療法的アプローチを実施している点にある。その情景は田村（2012）に垣間見ることができる。

ラ・ボルド病院では、看護人は指導員 moniteur、患者は滞在者 pensionnaire と呼ばれ、患者自治組織を中心に農耕や乗馬、陶芸などがおこなわれている。ウリら医師や指導員による定例会があるほか、複数の「クラブ」活動（刺繍クラブや絵画クラブなど）が存在し、患者は気分やコンディション、趣味嗜好に応じて種々の活動に従事することができる。では、ウリが「そこにあるもの」の使用（Oury, 2001: 216/tr.: 253）と述べている「制度精神療法」とはなんであろうか。限られた紙面では十分に説明するのは困難であるが、きわめて希釈して述べれば次のようになろう。精神分析であれば、その分析の対象は患者の内的世界や体験、転移／転移外関係となる。ところが、制度精神療法の考えの中心となる「制度分析」によれば、分析対象は患者の周囲にいる人びと（家族や支援者）や、患者たちが参与し交流し構築していくもの、といった「制度」となる。そしてその眼目は、患者たちが作業を十全におこなうことができる制度環境の創出にある。この制度は、医師や指導員側が「治療者とは何か」と問い質される契機を孕んでおり、その意味では、制度精神療法は病院そのものを方向づける包括的なシステムでもある。このシステムを作動させる諸要素として、ミーティングやクラブ、グループといった活動があるのだ（Oury, 2001）。

つまり、制度や施設に異議申し立てをし、その存在そのものを解消していこうとする反精神医学の過激に対して、制度精神医学は一定の距離を保有している。一九七〇年代後半にフランスに留学していた松本雅彦の見聞と評によれば、旧態依然のフランス精神医学において反精神医学の主張がそのまま根を下ろすと見るのは幻想であり、その点、ラ・ボルド病院の試みは穏当なものであった。その一方で、当時の反体制派の医師は本病院でのミーティングひとつとっても医師の権力から免れていないと見た（三木、1987）。

一九五〇年代後半、ジャンの兄フェルナン・ウリの知遇を得たフェリックス・ガタリが、ラ・ボルド病院にかかわるようになった。ウリとガタリの邂逅は、ウリ二一歳、ガタリ一五歳のときだった。すでに精神科医として活動していたウリは、「活動家としての才能」をガタリに感じ、二〇歳になったガタリに対してラ・ボルドへの協力を打診した（Guattari, 2012）。ウリとガタリが二人三脚で制度精神療法を推進していくことになったのだ。無論、その道のりは平坦ではなかった。トスケルやウリが自身の施設や周囲の環境の内面へと没頭し、いわば求心的に制度論的な思考を発展させたのに対して、ガタリは社会全般へと遠心的に制度論を拡張していった。このため、ガタリはウリらの制度精神療法に対しても、真に社会的システムから離脱できていないとして批判を加えるのは無理からぬことだった。そして一九六八年以降、ガタリが哲学者ドゥルーズと結びつき、問題作『アンチ・オイディプス』を世に出した。

ボヌーイ＝シュル＝マルヌ実験校とフランス反精神医学

トスケルやボネル、ウリらによる地域精神医学にしろ制度精神医学にしろ、医療という枠組みの範囲内での試みだった（Mannoni, 1970）。反対派も多いラカン[*20]の擁護者であったモード・マノーニは、フランス反精神医学の代表的論客である。初期から彼女は、知的な遅れのある子どもとの精神分析から、子どもの症状形成に母親が強く関与していることに気づいた。さらにラカンの教えを受け、子どもの言語活動や子どもを取り巻く言説の重要性を児童分析に持ち込んだ（Mannoni, 1965）。児童分析家としての歩みを着実なものとした彼女は、児童分析こそが無意識への王道であるとの確信を得た。

児童分析家としての彼女の実践は成書にくわしい。反精神医学への道程には、児童分析での経験と一九六三年から彼女が従事していた医学・教育学療育機関での挫折が大きくかかわっている。困り事や症状を訴える両親に連れられ「病気」を呈する子どもが分析家のもとを訪れることから児童分析は始まる。ここにある構造は、逆転移を喚起される分析家、自身の抱えるエディプス的な困難を子どもに投影している両親、そのはけ口として「病気」となった子どもの三者で構成されている。この事態をマノーニ（Mannoni, 1967）は「集合言説」と呼び、この絡まりを紐解くことが分析作業の目的であるとした。よって、子どもの分析は必然的にその子の生きる家族での言説の分析となり、その家族が生きる社会や制度へと射程は広がることになる。

また、一九六〇年代のマノーニは、子どもたちの現状に調整できない病院や施設側の体制の硬直化に直面していた。一九六七年に彼女は「子どもの精神障害に関する研究集会」をパリにて開催し、英国からはかねてから交流があったレインやクーパーも参加した。本会議では制度や体制にあるヒエラルキーの問題によっ

＊20　ラカンは狂気に関して次のように述べている。「人間存在は、狂気を抜きにしては理解されないだけではない。みずからの自由の限界として狂気を内に抱えるのでなければ人間は存在でなくなるだろう」（Lacan, 1966: 176/tr.: 144）。興味深いことにレインの教師であったウィニコットも狂気に関してこんな言葉を残している。「私たちが正気でいるだけなら、なんとも貧しいことだろうか」（Winnicott, 1945: fn368）。

て「語る主体」（子どもや患者など）が圧制を被り主体性を剥奪されている点が大きく議論された。狂人とされる患者が精神病と診断されるのはいつでも精神科医との関係においてである。参加者たちが共通して指摘していたのは、患者たちの語る内容は、当事者たちの言葉ではなく、精神科医自身の言葉によって形作られている、という点であった。人は周囲によって狂人にさせられるのだ。こうした議論に刺激されたマノーニは、一九六九年にボヌーイ＝シュル＝マルヌ実験校を開校した。

本学校は、民家を借りたフリースクールのような施設であり、精神分析家の訓練生や心理学院生、教育学部生をはじめ、マノーニの実験に惹かれた教育者やボランティアなどの大人たちが子どもたち（自閉症児や情緒障害児、知的障害児など）にかかわっている。国語や算数などの授業もおこなわれるが、子どもたちの自発的な遊びや身体表現がとくに重視されている。そしてその遊びの観察から子どもたちの身体像の発達の様子や変化の甲論乙駁が大人たちのあいだに巻き起こる。本学校はキングスレイ・ホールから影響を受けて設立されたものではあるが、その思想的背景は大きく異なる。現象学・実存主義をバックグラウンドとしていたレインやクーパーに対して、マノーニの理論的後ろ盾は構造主義者ジャック・ラカンであるからだ。

Ⅲ　レインと反精神医学、その後

中井久夫（2003）はいう。「レインのその後の生涯は幸福でなかった。出版社はまだ執筆していない著作の印税としてポンド札を彼の前に積み上げ、できるが早いか生煮えの原稿を持ち去ったと聞いた。悪意のこもったこの噂の真偽はともかく、レインが、大多数の患者を置き去りにしてスターになったのは不幸であった。そもそも精神科医はスターになるべきではない」（p.135）。

東方から帰還後の彼は、『生の事実』（Laing, 1976）に代表されるように、再誕生療法や東洋思想に傾倒していった。「その動機がなんであれ、レインのこの種の実践への没頭によって、それまでは賛同していた同業者のあいだでさえも、彼の信頼性は避けがたく失墜した」（Miller, 2004: 15）。この時期にレインは、第二子アンを白血病で亡くし、一九六〇年代後半からアルツハイマー病を患っていた実父も失っている。「執筆に取りかかると、書くことへの内的抵抗を克服しなければならない。以前は必ずしもこうではなかった。昔はできるだけ多くの機会を捉えて執筆に専念し、どんなに書いても書き足りなかった。しかし最近は座って書こうとすると、かすかに吐き気を覚える。部屋を行ったり来たりして、座るのに嫌がっている時もある」（Laing 1976: 47 /tr. 83）。

『経験の声』（Laing, 1982）はレインの理論書としては実質的な絶筆である。実存主義・現象学から出発した彼が最後まで固執したのは「経験」であった。当初は『経験の治療』という書名になるはずだった本書は、数年かけて執筆され、起死回生の書となるはずだった。しかし、レインが再びスターダムへと返り咲くことはなかった。彼は一九八九年に死んだ。友人とのテニスの試合中、「医者を呼ぶか？」という友人に対して、「結構。くそ医者を?.」と返したのが最期の言葉だった（Laing, A., 1994）。

反精神医学から批判的精神医学へ

反精神医学はどこへ行ったのか。精神医学史上では、まるで一時の狂乱や混沌の挿話のように扱われている（McHugh and Slavney, 1998; Pichot, 1996）。レインもサースもバザーリアも、クーパーでさえも反精神医学者を自認しなくなった（Basaglia, 2000; Cooper, 1978; Laing, 1985; Szasz, 1976）。診断の恣意性や身体拘束の是非などの精神医療が有する諸問題を指弾した側面に一定の評価があるものの、反精神医学は説得力ある証拠よりもイデオロギーやレトリックの過激さに頼って議論を展開してきた。そのため、その運動は時代の経過とともに泡沫の夢のように終息していった。

二〇世紀末には脳や遺伝子を研究の中心とする神経科学・分子生物学・遺伝学、多種多様な薬理機序に則った薬物療法、つまり生物学的精神医学が復権した、というのが精神医学史のお決まりの結びである（Lieberman, 2015; Shorter, 1997）。CTスキャンやMRI、PETなどの研究手法の飛躍的進歩により、「生きた」脳機能をリアルタイムに観測できるようになった（Andreasen, 1984, 2001）。また、二〇〇三年にはヒトゲノム計画が完了し、人間の遺伝子解析の研究が本格的に始まった。これまで百家争鳴の状況にあった精神疾患の起源が徐々に明らかにされようとしている。

エビデンスに基づいた医療実践が叫ばれ、薬物療法が精神科医の第一選択の治療法となった。クレイマーの著書に代表されるように、精神疾患は脳内の「化学的不均衡」によって引き起こされているために薬物療法が奏功する、と大いに喧伝された（Kramer, 1993）。また教義的でセクト的な精神療法ではなく、適正な臨床研究の結果に基づいた認知行動療法（CBT）も世界各地で推奨されている。CBTは日本でも保険点数に換算されており、昨今の公認心理師資格の誕生により、こうした動向は加速化していくだろう。

では反精神医学の思想は、殺菌消滅されたのだろうか。そうではない。その主張するところには玉石混交の議論、両極端な主義の混乱などがあったとはいえ、精神医学に向けられた批判には今日でも通用するものが多くある（Miller, 2004）。反精神医学の運動は「批判的精神医学」（Ingleby, 1981）として現在も継続している。断片的ながら、その一端を列記したい。

医療化 medicalization に抗って——トーマス・サース

米国発のＤＳＭは、一九七〇年前後の精神医学的診断の信頼性を回復させるのに一役買った。以来ＤＳＭが世界中を席巻したのは周知の事実であろう。しかし、ＤＳＭ‐５をめぐってある問題が指摘されている。ＤＳＭ‐Ⅲが「正常」と「異常」に一定の線引きを設けたにもかかわらず、ＤＳＭ‐５では日常生活のトラブルや悩み事までもが「精神疾患」と診断できてしまうのだ（Frances, 2013）。

かつて、社会学者イリッチ（Illich, 1976）は医療化が加速することの弊害として社会に専門家依存が蔓延ることを指摘した。本来的に生物としての人間は多くのリスク（怪我や病気、出産）に晒されている。なんらかの不調に陥ったときにのみ医療の介入を受けてきた。しかし、医療分野の発展により、平時の状態であっても人間は医療介入を受けることが可能となり、自然のプロセスであった老化にさえも医療のメスが入るようになった。資本社会や経済原理が健康をひとつの商品であるかのように取り扱い、「不健康は悪である」というメッセージを広告に載せて発信しているという指摘は現代にも通用する（Metzl and Kirkland, 2010）。

米国でもっとも精神医学に批判的な人物は、間違いなくトーマス・サースであろう。「「Ｘは精神症状である」という陳述は、患者の考えや概念、信仰と、観察者およびその住まう社会のそれとの暗黙裡の比較に基づく判断を含んでいる。したがって、精神症状の概念は、作られた場所である社会の、ことに倫理的価値体系と抜きがたく結びついており、それはちょうど、身体症状が解剖学的・遺伝的構造に結びついているのと同じである」（Szasz, 1970: 14/tr.: 19）。精神疾患が隠喩的な概念である以上、精神療法もまた隠喩的な営みである（Szasz, 1978）。サースによれば、精神疾患はなんらかの利益を意識・無意識的に獲得するための対人交流やゲーム方略であり、患者とされる人びとは、生化学的な不均衡による犠牲者ではなく、自分たちの実生活で活発に役割を演じるプレイヤーなのである（Szasz, 2011）。

そのために過剰なまでの医療化は、本来の人間性や人生への責任の剝奪を意味し、患者のゲームプレイングを助長するとサースは指摘している。病める人びとや社会を治療するうえでの究極的目標は、医学の不要をもたらすはずだが、現状、種々の精神療法でさえもなんらかの不具合を想定し、それを「治す」ことを目的としているに過ぎない（Szasz, 2012）。その結果、患者のコンセンサスも得ぬままに一方的な「治療措置」がとられている、とサースは指弾するのだ。そして、精神医学は、精神疾患を「作り」、その圧制機構を存分に活用し、こうしたゲームプレイを管理し、患者を犠牲者のままにし続けているのだ。

反薬物療法——ヒーリーとブレギン

薬《クスリ》は逆から読むと「リスク」である。薬物療法はノーリスクでおこなえる治療法ではなく、それなりの危険性も孕んでいる。現代の薬物治療批判の代表格として挙げられることが多いのがデイヴィッド・ヒーリーとピーター・ブレギンである。

英国のヒーリーは精神医学史や精神薬理学の第一人者であり、とりわけ気分障害を専門としている。彼は、精神医学が社会全般に広がるなかで医師と製薬会社の関係性の変化を的確に捉え、医学論文においてゴーストライティングが横行していることなどを告発している。長年の研究から彼は、抗うつ薬のもつ重大な問題を指摘してきたが（Healy, 1997）、二〇〇〇年、すでに内定を得ていたトロント大学の講演において抗うつ薬が自殺衝動を高めることなどを発表した。この内容が製薬企業の反感を買って経済支援を打ち切られることを危惧したトロント大学はヒーリーの内定を取り消すという事件が起きたのだ。彼は製薬企業やそのつながりの濃い同業者から多くの嫌がらせを受けつつも、抗うつ薬の危険性を発表している（Healy, 2004）。医薬品が手軽に入手できるようになったことで従来の医師に備わっていた医術の質が低下しているのではないかとも指摘し、これを医療化ならぬ医薬化と揶揄した（Healy, 2012）。

米国のブレギンはサースの流れを汲む人物で、精神医学界の「良心」と一部からは評されている。彼は、サースやフーコーと同様に、薬物治療や精神病院が精神を病む人びとの収容の装置として機能していると指摘している。彼は、生物学的精神医学が優勢になることで、思慮を欠いた短絡的な薬物投与が現場で急増していることを嘆いているのだ（Breggin, 1991）。また彼は安易な診断基準の乱用にも警鐘を鳴らしている。たとえば、ＡＤＨＤの診断基準（過活動・衝動性・不注意）は学校のクラスで「問題とされる行動の寄せ集め」であり、特異性が低く弁別力も高くはない。ゆえに直接観察による慎重な診断と薬物投与が求められるはずなのだが、現状ではＡＤＨＤの診断は過剰に広まっている（Whitaker, 2010）。ブレギンはテュークのモラル・トリートメントを再評価し、「パーソン・センタード・コラボレイティヴ・アプローチ」という考え方を治療戦略として推奨する（Breggin, 2013）。これは、共感や正直さ、エンパワメントという治療関係を重視したアプローチであり、丁寧な薬物からの離脱指導とセットで遂行される。

こうした薬物療法に疑問を呈する動きの背景にあるのはなんであろうか。ひとつには、「モノアミン仮説」や「ドーパミン仮説」が「仮説」に過ぎないにもかかわらず、まるで事実であるかのように扱われている事情が関与している（Valenstein, 1998）。また、薬物療法をめぐる「不都合な真実」が軽視されており（Whitaker, 2010）、Evidence-Based Medicine のはずが製薬業界などとの利権の絡みで Evidence-Baised Medicine になっている問題も関係している。たとえばうつ病が「こころの風邪」といわれて久しい。こうした標語はうつ病の早期発見・早期治療を促進した意義があった。しかし、同時に本来リスクがある薬物を安易に処方・服用することを広めてしまった側面もある。ヒーリーやブレギンのような有用な「毒」は、こうした傾向にバランスをもたらすことになるかもしれない。

反精神療法——ジェフリー・マッソン

薬物療法に対して批判があるように、精神療法に対しても反対の声は存在している。その急先鋒がジェフリー・マッソンである。現在でこそマッソンは、『ゾウがすすり泣くとき——動物たちの豊かな感情世界』などの書籍にあるような動物の感情世界を鮮やかに描き出す作家として著名であるが、もともとアナ・フロイトの寵愛を受けていた精神分析家であった。マッソンは精神分析が児童虐待や性虐待の隠蔽に加担したとしてフロイトを非難したのである（Masson, 1984）。

これはどういうことだろうか。神経症（当時の欧州ではヒステリー）の治療を専門としていたフロイトは、患者たち（当時はもっぱら中流階級以上の女性）が自身の過去の外傷体験を多く語ることに気づいていた。一九〇〇年より以前にフロイトは、こうした治療経験から「神経症の病因には過去の（性的）外傷体験がある」という仮説を立てて、実際に発表もおこなった。しかしその後、懇意にしていたウィルヘルム・フリースとの手紙のやり取りのなかで、フロイトはこの仮説を撤回したのだが、その動機は判然とせず、後年の精神分析家たちのあいだでさまざまな議論が巻き起こることとなった。

フロイトが精神分析という一大事業に着手していたプロセスを示す歴史的証拠として、この手紙のやり取りは一部のみが公のものとして刊行されていた。そのフロイト＝フリース書簡集をすべて確認できる立場にいたマッソンは、次のような議論を展開した。フロイトの経済的支えとなっていた患者たちが性的虐待を受けていたとすれば、その虐待者は患者たちの父親、つまり自身のパトロンということになる。パトロンたちからすれば、自身の犯した虐待を告発するフロイトに娘たちの治療を頼むわけもなく、フロイトは自身の立場を危うくすることとなった。そのために、フロイトの通称「誘惑説」は放棄されたのだ。

マッソンは、長らく門外不出とされてきた書簡集の全文を暴露し出版、前後して『真実への酷評』(Masson, 1984)を上梓した。本書は、一九八〇年代当時のPTSD議論と相まって、精神分析業界に大きな波紋を広げることとなった。ただし、現代的な観点ではマッソンの議論には不十分なところもある。

ともあれ、このような路線に沿ってマッソンは考えを深め、『セラピー反対』(Masson, 1989)を世に問うた。本書でマッソンは批判の射程を、精神分析のみならず、ユング派やロジャーズ派、ゲシュタルト療法、家族療法、エリクソン派催眠などにまで広げ、あらゆる精神療法が内在する問題を痛烈に批難した。彼によれば、どのような治療者であれ、その文化的・社会的な価値判断から逃れることはできず、あらゆる精神療法は、その社会から大なり小なり逸脱したクライエントや患者の再教育という側面からも免れることはできない。マッソンは、治療関係において乗り越えがたい専門性という権力構造を見てとったのである。

私が思うに、治療が誠実なはずはない。これはすべての治療者が不誠実だと言ってるのではない。大部分はそうではない。多くの治療者は役立ちたいと願っている。しかし、彼らが実際に提供できるものは、最適な状況下でさえも、自分たちが提供したいと願っているものにはほど遠い。無理からぬことだ。治療のなかで人生の真実が明らかにされるとの前提に治療の存在意義を求めているのだから、専門性それ自体が詐欺行為であると治療者たちが進んで認めたりできるはずもない。(Masson, 1989: 285)

脱専門家・専門知――「べてるの家」とオープンダイアローグ

これは専門職批判にも通じる。小沢(2002)は、カウンセラーや心理学者たちが社会問題を「心理学化」

し、「心の専門家」の必要性を喧伝していったプロセスをその渦中から眺めていた者として見解を述べている。日本でも一九九〇年代にスクールカウンセリング事業が始まり、未成年の子どもたちもカウンセリングや精神療法を活用する機会が設けられた。従来は教師や友人との関係で一定の折り合いがつけられていたこころの問題が、学校の「心の専門家」を窓口に集約されて「心理学化」される懸念を小沢は述べている。ありふれた関係性や日常性から切り取られることで、むしろ子どもたちが悩み考え続けることから退却するのではないか。そうだとすればなんとも皮肉な事態である。

こうした「心理学化」ムーブメントは、二〇〇〇年前後に日本でも始まっていた。臨床心理学を志望する学生も増えていたのだ。三輪（2002）は、カウンセリングブームは「なりたい人のブーム」の色彩が強いと述べ、供給過剰な現状が飽和していくことを憂いていた。昨今の公認心理師という国家資格が樹立したことで、この需要と供給のバランスはどうなるのだろうか。慎重に見極めなければならない。

薬物療法や精神療法への批判は、専門家による一方的な治療の遂行や善意の押しつけに対する反発と呼応していた。日本でも耳にすることが多い「べてるの家」の「当事者研究」（浦河べてるの家、2002）は脱専門知の代表例であろう。一九八四年に北海道浦河町で発足した、精神障害などを抱えた当事者の地域活動拠点が「べてるの家」である。ここでの活動がにわかに注目を集めたのは、「苦労を取り戻す」や「治りませんように」といったキャッチフレーズと、自身の精神障害を「研究」の題材にするという「当事者研究」によるところが大きい。石原（2013）は反精神医学をもじって、当事者研究を「半精神医学」と称している。この表現は、診断名だけでは捉えきれない苦悩や苦痛を摑むために、当事者本人が主体的に精神医学を換骨奪胎しつつユーモラスに自己研究していく様子を描出している。

そして、オープンダイアローグ（Seikkula and Arnkil, 2006）という展開も忘れてはならない。オープンダイアローグとは、フィンランド西ラップランドのケロプダス病院の家族療法家ヤーコ・セイックラらを中心に発生・発展してきた実践方法である。セイックラたちは、一九八〇年代の入院治療見直しのなか、施設内の家族療法から施設外の治療ミーティングへ実践の場を移行した。患者本人ないし家族からファースト・コンタクトを受け取ると、その受取人を責任者とし、病院スタッフや患者の家族、友人たちからチームが組織され、二四時間以内に連絡してきた場所へ訪問するというのが治療ミーティングである（Seikkula and Olson, 2003）。そしてこのミーティングの中心原則は「どのような決定もクライエントを抜きにしては決めない」というものだ。本アプローチは、薬物療法をほとんど用いていないにもかかわらず相当の効果を示しており、同名のドキュメンタリー映画が公開されたこともあって一躍有名となった。

レインの精神病に対するアプローチは、セイックラらのオープンダイアローグの考えと共通する点も多い（Lawson, 2016; Marlowe, 2015）。レインは、精神病理界にあってはその病者が存在しているコミュニケーションのネットワークの性質を理解する必要があると述べ、とりわけ家族の文脈を重視した。また、アイデンティティの形成にあって、他者との対話が果たす重要性を強調し、パーソナリティが社会的に構築される立場をとっていた。これらはセイックラらの考え方にも通じる点が多い。さらにオープンダイアローグでは不確実性への耐性、対話主義、多声性が重視されるが、こうした見解がレインと親和性の高いものであることは、本書を読まれた読者ならばおわかりのことと思う。

Ⅳ　レインのひき裂かれた評判と風評

あるドキュメンタリーの冒頭。レインがピアノを独奏している。音楽家として将来を嘱望されていただけはある、軽快なタッチでありながら物悲しい旋律である。場面は転じ、講演でのレインのスピーチでオープニングの幕は開ける。「私に関する噂話を聞くことも多い。正真正銘に狂っている、とか。酔っ払いとか。ヤク中とか。支離滅裂だとか。何回か聞いたことあるのは、死んだ、とか。（観衆爆笑）……最近、ある女性が私のところに来てこう言った。「あなたは昔R・D・レインだったのよね？」って」。

レインは毀誉褒貶の多い人である。小此木（1975）によれば、クライン派の重鎮であるシーガルは、およそ人間のこころを扱うに適正ある人格を有していない人物としてレインを語っている。直接面識のある北山修（2012）も出会って失望したと述べている。実の息子であるエイドリアンも『ガーディアン』のインタビューのなかで「皮肉な話ですが、父は著名な家族の研究者で治療者でもありましたが、自分の家族に対してはなにもしてくれませんでした」と語っている（Day and Keeley, 2008）。実存療法家ピーター・ローマスは次のような評を下す。

彼は徐々に自身のナルシシズムや野心に囚われていったようです。……私は彼をかなり賞賛していますし、楽しい交友ももっていました。けれど、彼に患者を手放しで紹介しようとは思えません。ほかの人では難しいような、非常に重篤な精神病患者でレインならうまくやれそうであれば話は別ですが。人間へのありふれた平凡な思いやりの気持ちが彼からは感じられません。私はその思いやりこそセラピーに欠かせないものだと思っているからです。

（Rudnytsky, 2001: 56）

その一方、処女作『ひき裂かれた自己』を読んで精神医学の道を志した人は多い。出版前に本書の原稿に目を通したボウルビィはせいぜい売上二〇〇〇部と踏んでいたが、その予想に反し、一九八九年のレインの死までに本書は七万部を超えるベストセラーとなっていた。中井（1990）は次のように評する。

もし、人を、その最低点で評価すれば、レインを切り捨てることはやさしい。しかし、そのもっとも有意義な点を以て評価するならば、レインの出発した精神医療の現実は、ほぼ、われわれの出発した現実であり、私もそこから出発した。私のことはともかくとして、誰もまだレインを嘲笑できるほどには、この現実は解消していないと私は思う。また、レインの著作には、患者がレインをとおして語っているようなところがある。それは、精神医学が、多くの患者の現状を棚上げにして自己満足に陥らないための有用な毒であると私は思う。（p. 196）

実のところ、筆者が心理臨床の道へ進もうと思ったきっかけの書はフロイトやユングではない。学生の時分、ほかに読んでいたアドラーでもホーナイでもロジャーズでもない。それはレインであった。レインに魅了された精神科医の大方が処女作に惹かれていたのに対し、筆者を惹きつけたのは『レイン わが半生』であった。サリヴァンであれば皮肉交じりに冷やかすような「精神医学に燃える青臭さ」がそこにはあった。「燃える」といえば言いすぎだが、レインの著述には人間存在への感性を刺激する熱があった。レインを読むと、病める人間へのシンパシーや自分自身の繊細な部分が賦活されたものだった。筆者は人間同士の「本来的な」出会いに憧れすら抱くようになった。レインに同一化する自分がたしかにいた。

ところが実際に臨床の現場に出ると、こうした純粋かつナイーブな感受性は磨耗していく。キレイ事ではすまないリアリティがそこにあるためだ。生きていくには日々の糧を稼がなければならない。高邁な理想の対象であった臨床営為は、気がつくと「ひとつの仕事」となって自分の身体に馴染んでいた。患者たちがもつ独特の生きるしたたかさを知れば知るほど、病める人たちと自身のあいだの架橋しがたい断絶を思い知らされた。

今回の訳出で、筆者は再びレインの著作を手に取る機会を得た。レインの鮮烈な筆致は、臨床家の感受性の麻痺している部分を刺激する。レインの放つ弾丸は、日々弾力を失っていくこころを癒しはしない。レインを読むことは、その昔にたしかに感じとっていた人間の脆い箇所への感慨や共感を、やや乱暴ではあるものの、呼び起こす。誰かが耳元で囁く。

「あなたは昔R・D・レインだったのよね？」

おわりに

本書を訳出する機会を与えてくださった日本評論社の谷内壱勢氏と木谷陽平氏に感謝します。両名は縁もゆかりもない私の本企画の話に耳を傾け、本書の意義を認めてくださいました。また、いつも支えてくれている妻子にも深謝します。レインの『子どもとの会話』に描き出されているように、子どもと会話していると、そこにはいつも真理が顔を出していることに気づかされます。

二〇二〇年三月　春の訪れを感じさせる東風を肌に感じつつ

筒井亮太

あとがき

本書は、私と若き同僚である筒井君が協力し上梓した三冊目の翻訳入門書です。一冊目がハロルド・スチュワートの『バリント入門――その理論と実践』（金剛出版、二〇一八年）であり、二冊目がマイケル・ジェイコブスの『ドナルド・ウィニコット――その理論と臨床から影響と発展まで』（誠信書房、二〇一九年）です。前二著は共同監訳でしたが、今回は二人の共訳です。二人の共同作業も新たな段階に達したと実感しています。

前著の「あとがき」では、私と筒井君の共通する性向について述べましたが、今回は、バリントとウィニコット、そして、本書の主人公であるレインの共通点について触れたいと思います。学問的な共通点に関しては、筒井君が改題で取り上げてくれることでしょう。ここではあくまで私の個人的共通点について述べたいと思います。

この三者には、いずれも私の師である中井久夫先生が高く評価した臨床家という共通点があります。中井先生は、バリントの『治療論からみた退行――基底欠損の精神分析』（金剛出版、一九七八年）の「あとがき」のなかで、「かりに自分の患者を紹介するとしたら、やはりイギリスではバリントかウィニコットに診ていただきたいと思う」と書いています。これは中井先生流の最大限の賛辞だと思います。また、レインについては、『レイン　わが半生――精神医学への道』（岩波書店、一九八六年）の「解説」のなかで、中井先生はレインを「僚友」と呼んでいます。そして、「レインという現象は、精神医療の現実とかけ離れた絵空事ではない。私はレインをその面で評価する」と書き、「結局、レインの毒は薄められた形で今日の精神医学にずいぶん取りこまれている」と続けています。

私は中井先生のことを「師」と表現しました。しかし、そこには相当の躊躇があります。師弟関係というのは本来濃密なものであると私は思っています。その濃密な関係から人は何かを学ぶことができるでしょう。私と中井先生の関係は神戸大学医学部精神神経科の教授と一研修医という関係に過ぎません。直接会話をしたことも数えるほどしかありません。私は精神分析のトレーニングを受ける過程で、何人かの精神分析家を師としましたが、彼らとの関係は中井先生との関係よりもはるかに濃密なものでした。しかし、今の私の臨床観や臨床実践は、精神分析よりも、中井先生の影響をより強く感じます。なので、恐縮至極ですが、私は中井先生を師と呼ばせてもらいたいと思います。

中井久夫先生が高く評価した臨床家の翻訳入門書を刊行することは、私のなかの中井久夫先生の影響を確認し整理することであり、そして、中井久夫先生から受けた恩義をいくらかなりとも返すことです。

私は、中井先生から、レイン、バリント、ウィニコットを紹介してもらいました。次は、私が読者のみなさまに彼らを紹介する番です。

本書は、レインの全貌を捉えるのにとてもよい本であると思います。すでにレインの著作を読んだ人も、まだレインの著作に触れたことがない人も、本書を読むと、レインの著作を読みたくなるでしょう。私がそうでした。そこに新たな発見があるでしょう。もちろん、レインのなかにとうてい受け入れがたい部分を見出すことにもなると思います。すぐれた書物は人のこころをポジティブにもネガティブにも喚起します。本書は、そのような読書体験に読者を誘う力をもっています。

最後に、本書の刊行にご尽力いただいた日本評論社の谷内壱勢氏に深謝します。また、私が立て続けに翻訳書刊行に携わることができるのも、共訳者である筒井君の熱意と実行力のおかげです。谷内氏や筒井君との出会いに感謝します。私たち三人に共通するのはよい本を出版したいという思いです。その意味では、私は筒井君と谷内氏を勝手に「僚友」と思っています。

二〇二〇年三月　森のなかで出会った二輪草に思いを馳せる

細澤　仁

ングスレイ・ホールから去る。

1967　『経験の政治学』と『極楽鳥』発表。タヴィストック研究所を去る。デイヴィッド・クーパーやジョン・ヒートンらと現象学研究所を立ち上げる。ロンドンで〈解放の弁証法会議〉を運営。

1968　論文「メタノイア——キングスレイ・ホール（ロンドン）でのいくつかの経験」を発表。〈解放の弁証法会議〉での講演「明白なもの」刊行。

1969　カナダで『家族の政治学』刊行。

1970　キングスレイ・ホールが閉鎖。『結ぼれ』刊行。

1971-2　セイロン（現スリランカ）とインドへと出向。

1973　イングランドで『家族の政治学とその他のエッセイ』刊行。

1976　遡ること15年ほど前に書かれていた論文「カルマンとスレイターの統合失調症遺伝論に対する批判」を発表。

1976　『生の事実』刊行。

1976　『好き？ 好き？ 大好き？』刊行。

1977　『子どもとの会話』刊行。

1979　『ソネット』刊行。

1982　『経験の声——経験、科学、そして精神医学』刊行。

1985　『レイン わが半生——精神医学への道』刊行。医学総会議の医師名簿から名を消す。

1989　8月23日、レインはサントロペのテニスコートで死んだ。心臓発作であった。

レインは3度結婚し、10名の子どもをもうけた。

年　表

1927　10月7日グラスゴーに生まれる。下位中流階級の長老派教会の両親のもと、ひとりっ子である。プライマリー・スクールとグラマー・スクールはグラスゴーにある。

1945　医学を学ぶためグラスゴー大学へ進学。

1951　医学校を卒業、6ヵ月間の神経学インターンシップ後、陸軍精神科病院へと徴兵される。

1953　陸軍除隊後、グラスゴー王立精神病院で仕事を開始。

1955　グラスゴー大学精神科クリニックで上級医局員の職を得る。論文「慢性統合失調症者の看護《ケア》における患者と看護師に対する環境の変化の影響」を（キャメロンとマッギーと共著で）発表。

1957　タヴィストック家族研究プログラムの職に就くべくロンドンへ移住。精神分析トレーニングを開始。

1958　論文「分析集団における対《ペアリング》集団の共謀機能」を（エスターソンと共著で）発表。

1960　『ひき裂かれた自己』刊行。

1961　タヴィストック研究所に移動。『自己と他者』刊行。

1962　ランガム・クリニックの所長就任。

1964　『理性と暴力――サルトル哲学入門』を（クーパーと共著で）発表。『狂気と家族』を（エスターソンと共著で）発表。

1965　フィラデルフィア協会設立。キングスレイ・ホールの治療共同体《コミュニティ》に移る。ランガム・クリニック退職。

1966　『対人知覚』を（フィリップソンとリーと共著で）発表。キ

Prozac. New York: John Wiley & Sons.（木村定訳『精神医学の歴史―隔離の時代から薬物治療の時代まで』青土社, 1999）

Shorter, E. and Healy, D.（2007）*Shock Therapy: A History of Electroconvulsive Treatment in Mental Illness*. New Brunswick: Rutgers University Press.（川島啓嗣, 青木宣篤, 植野仙経, 諏訪太朗, 嶽北佳輝共訳『〈電気ショック〉の時代：ニューロモデュレーションの系譜』みすず書房, 2018）

Spinelli, A.（2007）*Practising Existential Psychotherapy: The Relational World*. London: SAGE Publications.

Szasz, T.（1970）*Ideology and Insanity: Essays on the Psychiatric Dehumanization of Man*. New York: Anchor Books.（石井毅, 広田伊蘇夫訳『狂気の思想―人間性を剥奪する精神医学』新泉社, 1975）

――（1976）*Schizophrenia: The Sacred Symbol of Psychiatry*. New York: Syracuse University Press.

――（1978）*The Myth of Psychotherapy: Mental Healing as Religion, Rhetoric, and Repression*. New York: Syracuse University Press.

――（2011）'The Myth of Mental Illness: 50 Years Later', *The Psychiatry* 35, pp. 179-182.

――（2012）'Varieties of Psychiatric Criticism', *History of Psychiatry* 23, pp. 349-355.

田村尚子『ソローニュの森』医学書院, 2012

浦河べてるの家『べてるの家の「非」援助論―そのままでいいと思えるための25章』医学書院, 2002

Valenstein, E.S.（1998）*Blaming the Brain: The Truth about Drugs and Mental Health*. New York: Free Press.（功刀浩監訳, 中塚公子訳『精神疾患は脳の病気か？―向精神薬の科学と虚構』みすず書房, 2008）

van Deurzen, E.（1998）*Paradox and Passion in Psychotherapy: An Existential Approach to Therapy and Counselling*. New York: John Wiley & Sons.

Whitaker, R.（2010）*Anatomy of an Epidemic: Magic Bullets, Psychiatric Drugs, and the Astonishing Rise of Mental Illness in America*. New York: Crown.（小野善郎監訳, 門脇陽子, 森田由美訳『心の病の「流行」と精神科治療薬の真実』福村出版, 2012）

Winnicott, D.W.（1945）'Primitive Emotional Development', in L. Caldwell and H.T. Robinson（eds.）*The Collected Works of D.W. Winnicott: Volume 2, 1939-1945*, Oxford: Oxford University Press.

――（1963）'The development of the capacity for concern', in L. Caldwell and H.T. Robinson（eds.）*The Collected Works of D.W. Winnicott: Volume 6, 1960-1963*, Oxford: Oxford University Press.

三輪寿二「臨床の制度化と臨床的課題の生成―科学的臨床心理学と資格の循環的構造」岡村達也編『臨床心理の問題群』批評社, 2002
Miller, G.（2004）*R.D. Laing. Edinburgh: Edinburgh Review*. Edinburgh: Edinburgh University Press.
Mullan, B.（1995）Mad to be Normal: Conversations with R.D. Laing. London: Free Association Books.
中井久夫「R・D・レインの死」『中井久夫集 3　世界における索引と徴候― 1987-1991』みすず書房, 2017
――「ロナルド・D・レイン『ひき裂かれた自己』」『中井久夫集 8　統合失調症とトラウマ― 2002-2004』みすず書房, 2018
小此木啓吾「精神分裂病とフロイト」『現代思想』3 巻 9 号, 94-107 頁, 1975
Oury, J.（2001）*Psychiatrie et psychothérapie institutionnelle: Traces et configurations précaires*. Paris: Payot.（三脇康生監訳, 廣瀬浩司, 原和之訳『精神医学と制度精神療法』春秋社, 2016）
小沢牧子『「心の専門家」はいらない』洋泉社, 2002
Pichot, P.（1996）*Un siècle de psychiatrie*. Paris: Empêcheurs de penser en rond.（帚木蓬生, 大西守訳『精神医学の 20 世紀』新潮社, 1999）
Ramon, S.（eds.）（1988）（with Giannichedda, M.G.）*Psychiatry in Transition: The British and Italian Experiences*. London: Pluto Press.（川田誉音訳『過渡期の精神医療―英国とイタリアの経験から』海声社, 1992）
Resnick, J.（1997）'Jan Resnick' in B. Mullan,（ed.）*R. D. Laing: Creative Destroyer*, London: Cassell.
Rudnytsky, P.L.（2001）*Psychoanalytic Conversations: Interviews with Clinicians, Commentators, and Critics*. London: Routledge.
Rycroft, C.（1985）*Psychoanalysis and Beyond*. London: Chatto & Windus.
Scheff, T.J.（1966）*Being Mentally Ill: A Sociological Theory*. Chicago: Aldine Publishing Company.（市川孝一, 真田孝昭訳『狂気の烙印―精神病の社会学』誠信書房, 1979）
Seikkula, J. and Arnkil, T.E.（2006）*Dialogical Meetings in Social Networks*. London: Karnac books.（高木俊介, 岡田愛訳『オープンダイアローグ』日本評論社, 2016）
Seikkula, J. and Olson, M.E.（2003）The Open Dialogue Approach to Acute Psychosis: Its Poetics and Micropolitics. *Family Process* 42, pp. 403-418.（斎藤環訳「精神病急性期へのオープンダイアローグによるアプローチ―その詩学とミクロポリティクス」『オープンダイアローグとは何か』医学書院, 2015）
Semyon, M.（1997）'Mina Semyon' in B. Mullan,（ed.）*R. D. Laing: Creative Destroyer*, London: Cassell.
Shorter, E.（1997）*A History of Psychiatry: From the Era of the Asylum to the Age of*

Illich, I.（1976）*Limits to Medicine: Medical Nemesis: The Expropriation of Health*. London: Calder & Boyars.（金子嗣郎訳『脱病院化社会―医療の限界』晶文社, 1979）

Ingleby, D.（ed.）（1981）Critical Psychiatry: The Politics of the Mental State, Harmondsworth: Penguin Books.（宮崎隆吉他訳『批判的精神医学―反精神医学その後』悠久書房, 1985）

石原孝二編『当事者研究の研究』医学書院, 2013

きたやまおさむ，よしもとばなな『幻滅と別れ話だけで終わらないライフストーリーの紡ぎ方』朝日出版社, 2012

Kramer, P.D.（1993）*Listening to Prozac*. New York: Viking.（堀たほ子訳, 渋谷直樹監修『驚異の脳内薬品―鬱に勝つ「超」特効薬』同朋舎, 1997）

Lacan, J.（1966）*Écrits*. Paris: Le Seuil.（Fink, B.［2006］*Écrits: The First Complete Edition in English*. New York: W.W. Norton.）

Lawson, M.（2016）'Open dialogue: An applied Laingian practice', *Existential Analysis* 27, pp. 339-351.

Lieberman, J.A.（2015）（with Ogas, O.）*Shrinks: The Untold Story of Psychiatry*. New York: Little, Brown and Company.（宮本聖也監訳, 柳沢圭子訳『シュリンクス―誰も語らなかった精神医学の真実』金剛出版, 2018）

Mannoni, M.（1965）*Le Premier Rendez-vous avec le psychanalyste*. Paris: Denoël/Gonthier.（山口俊郎訳『子どもの精神分析』人文書院, 1978）

――（1967）L'enfant, sa "maladie" et les autres. Paris: Seuil.（高木隆郎，新井清訳『症状と言葉―子供の精神障害とその周辺』ミネルヴァ書房, 1975）

――（1970）*Le Psychiatre, son "fou" et la Psychanalyse*. Paris: Seuil.（松本雅彦訳『反-精神医学と精神分析』人文書院, 1974）

Marlowe, N.I.（2015）'Open dialogue with R.D. Laing', *Psychosis* 7, pp. 272-275.

Masson, J.M.（1984）*The Assault on Truth: Freud's Suppression of the Seduction Theory*. New York: Farrar Straus & Giroux.

――（1989）*Against Therapy: Emotional Tyranny and the Myth of Psychological Healing*. London: HarperCollins Publishers.

McHugh, P.R. and Slavney, P.R.（1998）*The Perspectives of Psychiatry. 2nd Edition*. Baltimore: Johns Hopkins University Press.（澤明監訳『マクヒュー／スラヴニー現代精神医学』みすず書房, 2019）

Metzl, J.M. and Kirkland, A.（eds.）（2010）*Against Health: How Health Became the New Morality*. New York: New York University Press.（細澤仁, 大塚紳一郎, 増尾徳行, 宮畑麻衣共訳『不健康は悪なのか―健康をモラル化する世界』みすず書房, 2015）

三木二郎『精神科医ふらんす留学あ・ら・かると』星和書店, 1987

Medicine 274（24）, pp. 1354-1360.

Breggin, P.R.（1991）*Toxic Psychiatry: Why Therapy, Empathy, and Love Must Replace the Drugs, Electroshock, and Biochemical Theories of the "New Psychiatry"*. New York: St. Martin's Press.

——（2013）*Psychiatric Drug Withdrawal: A Guide for Prescribers, Therapists, Patients, and Their Families*. New York: Springer Publishing Company.

Caplan, G.（1964）*Principles of Preventive Psychiatry*. New York: Basic Books.（新福尚武監訳『予防精神医学』朝倉書店, 1970）

Clay, J.（1997）*R. D. Laing: A Divided Self: A Biography*. London: Hodder and Stoughton.

Cooper, D.（1978）The Language of Madness. London: Allen Lane.

Cooper, M.（2003）*Existential Therapies*. London: Sage.

Day, E. and Keeley, G.（2008）. My father, RD Laing: 'he solved other people's problems - but not his own' *The Guardian*, Sun. 1st Jun. 2008.

Delay, J. and Deniker, P.（1961）. *Méthodes chimiothérapiques en psychiatrie: Les nouveaux médicaments psychotropes*. Paris: Masson.（秋元波留夫, 栗原雅直訳『臨床精神薬理学』紀伊国屋書店, 1965）

Foucault, M.（1962）*Maladie mentale et psychologie*. Paris: Presses universitaires de France.（神谷美恵子訳『精神疾患と心理学』みすず書房, 1970）

Frances, A.（2013）*Saving Normal: An Insider's Revolt Against Out-of-Control Psychiatric Diagnosis, DSM-5, Big Pharma, and the Medicalization of Ordinary Life*. New York: William Morrow.（大野裕監修, 青木創訳『〈正常〉を救え―精神医学を混乱させるＤＳＭ－５への警告』講談社, 2013）

Goffman, I.（1961）. Asylums: Essays on the Social Situation of Mental Patients and Other Inmates. New York: Doubleday.（石黒毅訳『アサイラム―施設被収容者の日常世界』誠信書房, 1984）

Guattari, F.（2012）*De Leros à La Borde,1989-1992 (posthume, recueil de textes)*. Paris: Lignes/IMEC.（杉村昌昭訳『精神病院と社会のはざまで―分析的実践と社会的実践の交差路』水声社, 2012）

Healy, D.（1997）*The Antidepressant Era*. Cambridge: Harvard University Press.（林建郎, 田島治訳『抗うつ薬の時代―うつ病治療薬の光と影』星和書店, 2004）

——（2004）*Let Them Eat Prozac: The Unhealthy Relationship Between the Pharmaceutical Industry and Depression*. New York: New York University Press.（田島治監修, 谷垣暁美訳『抗うつ薬の功罪―ＳＳＲＩ論争と訴訟』みすず書房, 2005）

——（2012）*Pharmageddon*. Oakland: University of California Press.（田島治監訳, 中里京子訳『ファルマゲドン―背信の医薬』みすず書房, 2015）

神医学の神話』岩崎学術出版社, 1975)
—— (1973) *The Manufacture of Madness*, St Albans: Granada.
—— (ed.) (1974) *The Age of Madness*, London: Routledge & Kegan Paul.
—— (1976) 'Anti-Psychiatry: The Paradigm of a Plundered Mind' in *New Review* 3 (29) (off-print).
Tillich, P. (1952) *The Courage to Be*, London: Nisbet. (谷口美智雄訳『存在への勇気』新教出版社, 1954)
Treacher, A. and Baruch, G. (1981) 'Towards a Critical History of the Psychiatric Profession' in D. Ingleby (ed.) *Critical Psychiatry*, Harmondsworth: Penguin Books. (岡崎孝夫訳「精神科医の誕生」宮崎隆吉他訳『批判的精神医学—反精神医学その後』悠久書房, 1985)
Turkle, S. (1979) *Psychoanalytic Politics. Freud's French Revolution*, London: Burnett Books.
Wing, J.K. (1978) *Reasoning About Madness*, Oxford: Oxford University Press.
Winnicott, D.W. (1960) 'Ego Distortion in Terms of True-False Self' in *The Maturational Processes and the Facilitating Environment* [1979], London: Hogarth. (牛島定信訳「本当の、および偽りの自己という観点からみた、自我の歪曲」『情緒発達の精神分析理論—自我の芽ばえと母なるもの』岩崎学術出版社, 1977)
—— (1982) *Playing and Reality*, Harmondsworth: Penguin Books. (橋本雅雄, 大矢泰士訳『遊ぶことと現実 改訳』岩崎学術出版社, 2015)

[解題文献] (レインの文献は割愛)

Andreasen, N.C. (1984) *The Broken Brain: The Biological Revolution in Psychiatry*. New York: Harper & Row. (岡崎佑士, 安西信雄, 斎藤治, 福田正人訳『故障した脳—脳から心の病をみる』紀伊国屋書店, 1986)
—— (2001) *Brave New Brain: Conquering Mental Illness in the Era of the Genome*. New York: Oxford University Press. (武田雅俊, 岡崎祐士監訳『脳から心の地図を読む—精神の病いを克服するために』新曜社, 2004)
Basaglia, F. (2000) *Conferenze Brasiliane*. Milano: Raffaello Cortina Editore. (大熊一夫, 大内紀彦, 鈴木鉄忠, 梶原徹訳『バザーリア講演録　自由こそ治療だ！—イタリア精神保健ことはじめ』岩波書店, 2017)
—— (2005) *L'utopia della realtà*. Torino: Giulio Einaudi Editore. (梶原徹訳『現実のユートピア—フランコ・バザーリア著作集』みすず書房, 2019)
Beecher, H.K. (1966) 'Ethics and clinical research', *The New England Journal of*

Madness, New Jersey: Prentice Hall.
Roustang, F.（1982）*Dire Mastery*, Baltimore, MD.: Johns Hopkins University Press.
Ruitenbeek, H.W.（ed.)（1972）*Going Crazy*, New York: Bantam Books.
Sartre, J.-P.（1961）*Critique de la Raison Dialectique*, Paris: Gallimard.（平井啓之訳『サルトル全集 第25巻 方法の問題—弁証法的理性批判序説』／竹内芳郎, 矢内原伊作訳『サルトル全集 第26巻 弁証法的理性批判 第1巻 実践的総体の理論 第1』1962／平井啓之, 森本和夫訳『サルトル全集 第27巻 弁証法的理性批判 第1巻 実践的総体の理論 第2』1965／平井啓之, 足立和浩訳『サルトル全集 第28巻 弁証法的理性批判 第1巻 実践的総体の理論 3』人文書院, 1973）
Sartre, J-P.（1962）*Being and Nothingness*, trans. H. Barnes, London: Methuen.（松浪信三郎訳『サルトル全集第18-20巻 存在と無—現象学的存在論の試み 第1-3分冊』人文書院, 1956-1960）
Scull, A.T.（ed.)（1981）*Madhouses, Mad-Doctors and Madmen: The Social History of Psychiatry in the Victorian Era*, London: Athlone Press.
——（1982）*Museums of Madness: The Social Organization of Insanity in Nineteenth Century England*, Harmondsworth: Penguin Books.
Searles, H.（1965）*Collected Papers on Schizophrenia and Related Subjects*, New York: International Universities Press.
Sedgwick, P.（1972）'R.D. Laing: Self, Symptom and Society' in R. Boyers and R. Orrill（eds）*Laing and Anti-Psychiatry*, Harmondsworth: Penguin Books.
——（1982）*Psycho Politics*, London: Pluto Press.
Showalter, E.（1987）*The Female Malady: Women, Madness and English Culture, 1830-1980*, London: Virago Press.（山田晴子, 薗田美和子訳『心を病む女たち—狂気と英国文化』朝日出版社, 1990）
Siegler, M., Osmond, H. and Mann, H.（1972）'Laing's Models of Madness' in R. Boyers and R. Orrill（eds）*Laing and Anti-Psychiatry*, Harmondsworth: Penguin Books.
Sigal, C.（1976）*Zone of the Interior*, New York: Thomas Y. Crowell.
Skultans, V.（1975）*Madness and Morals: Ideas on Insanity in the Nineteenth Century*, London: Routledge & Kegan Paul.
SPK（Sozialistisches Patienten Kollektiv）（1972）*Psychiatrie Politique*, Paris: François Maspero.
——（1973）*Faire de la Maladie une Arme*, Paris: Editions Champ Libre.
Sullivan, H.S.（1953）*Conceptions of Modern Psychiatry*, New York: Norton.（中井久夫, 山口隆訳『現代精神医学の概念』みすず書房, 1976）
Szasz, T.S.（1972）*The Myth of Mental Illness*, St Albans: Granada.（河合洋他訳『精

—— (1977) *Conversations with Children*, Harmondsworth: Penguin Books. (弥永信美訳『子どもとの会話』海鳴社, 1979)
—— (1979) *Sonnets*, London: Michael Joseph.
—— (1982) *The Voice of Experience. Experience, Science and Psychiatry*, London: Allen Lane.
—— (1985) *Wisdom, Madness and Folly. The Making of a Psychiatrist*, London: Macmillan. (中村保男訳『レイン わが半生—精神医学への道』岩波書店, 2002)
Laplanche, J. and Pontalis, J.-B. (1980) *The Language of Psychoanalysis*, London: Hogarth Press. (村上仁監訳, 新井清他訳『精神分析用語辞典』みすず書房, 1977)
Mannoni, M. (1970) *The Child, His 'Illness', and the Others*, London: Tavistock. (高木隆郎, 新井清訳『症状と言葉—子供の精神障害とその周辺』ミネルヴァ書房, 1975)
Marcuse, H. (1964) *One-Dimensional Man*, London: Routledge & Kegan Paul. (生松敬三, 三沢謙一訳『一次元的人間—先進産業社会におけるイデオロギーの研究』河出書房新社, 1980)
May, R., Angel, E. and Ellenberger, H.F. (1958) *Existence - A New Dimension in Psychiatry and Psychology*, New York: Touchstone Books. (伊藤博他訳『実存—心理学と精神医学の新しい視点』岩崎学術出版社, 1977)
Merleau-Ponty, M. (1962) *The Phenomenology of Perception*, London: Routledge & Kegan Paul. (竹内芳郎, 小木貞孝訳『知覚の現象学１』みすず書房, 1967／竹内芳郎, 木田元, 宮本忠雄訳『知覚の現象学２』みすず書房, 1974)
Mezan, P. (1972) 'After Freud and Jung, Now Comes R.D. Laing Pop-Shrink Rebel, Yogi, Philosopher King, Latest Reincarnation of Aesculapius, Maybe', *Esquire*, January: 92-97, 160-78.
Minkowski, E. (1970) *Lived Time*, Chicago: Northwestern University Press. (中江育生, 清水誠訳『生きられる時間—現象学的・精神病理学的研究 1-2』みすず書房,1972-1973)
Mitchell, J. (1974) *Psychoanalysis and Feminism*, Harmondsworth: Penguin Books. (上田昊訳『精神分析と女の解放』合同出版, 1977)
Mullan, B. (1995) *Mad to be Normal. Conversations with R.D. Laing*, London: Free Association Books.
Pankow, G. (1983) *Structure Familiale et Psychose*, Paris: Aubier.
Reed, D. (1979) *Anna*, Harmondsworth: Penguin Books. (辻和子, 笠原嘉訳『アンナ』みすず書房, 1987)
Rosen, J.N. (1962) *Direct Psychoanalytic Psychiatry*, New York: Grune & Stratton.
Rosenham, D.L. (1975) 'On Being Sane in Insane Places' in T.J. Scheff (ed.) *Labeling*

—— (1962) 'Series and Nexus in the Family', *New Left Review* 15, May-June.
—— (1964) [1960] *The Divided Self*, Harmondsworth: Penguin Books.（阪本健二，志貴春彦，笠原嘉訳『ひき裂かれた自己―分裂病と分裂病質の実存的研究』みすず書房，1971）
—— (1966) [1961] *Self and Others*, Harmondsworth: Penguin Books.（志貴春彦，笠原嘉訳『自己と他者』みすず書房，1975）
—— (1964) (with Cooper, D.) *Reason and Violence. A Decade of Sartre's Philosophy. 1950-1960*, London: Tavistock.（足立和浩訳『理性と暴力―サルトル哲学入門』番町書房，1973）
—— (1967) [1964] (with Esterson, A.) *Sanity, Madness and the Family*, Harmondsworth: Penguin Books.（笠原嘉，辻和子訳『狂気と家族』みすず書房，1972）
—— (1965) (with Esterson, A. and Cooper, D.) 'Results of Family-Oriented Therapy with Hospitalized Schizophrenics', *British Medical Journal* 2, December, pp. 1462-5.
—— (1966) (with Phillipson, H. and Lee, A.R.) *Interpersonal Perception*, London: Tavistock.
—— (1967) *The Politics of Experience and The Bird of Paradise*, Harmondsworth: Penguin Books.（笠原嘉，塚本嘉寿訳『経験の政治学』みすず書房，1973）
—— (1968) 'Metanoia: Some Experiences at Kingsley Hall', *Recherches*, Paris, December. (Reprinted in H.W. Ruitenbeek (ed.) (1972) *Going Crazy*, New York: Bantam Books.)（山口節郎訳『メタノイア―キングスレイ・ホール（ロンドン）でのいくつかの経験」『現代思想』3巻7号: 164-172, 1975）
—— (1968) 'The Obvious' in D. Cooper (ed.) *The Dialectics of Liberation*, Harmondsworth: Penguin Books.（高橋健次訳「明白なもの」由良君美他訳『解放の弁証法』せりか書房，1969）
—— (1969) *The Politics of the Family*, Toronto: CBC Publications.
—— (1970) *Knots*, Harmondsworth: Penguin Books.（村上光彦訳『結ぼれ』みすず書房，1973）
—— (1976) [1973] *The Politics of the Family and Other Essays*, Harmondsworth: Penguin Books.（阪本良男，笠原嘉訳『家族の政治学』みすず書房，1979）
—— (1976) 'A Critique of Kallmann's and Slater's Genetic Theory of Schizophrenia' in R. Evans (ed.) *R.D. Laing. The Man and his Ideas*, New York: E.P. Dutton.
—— (1976) *The Facts of Life*, Harmondsworth: Penguin Books.（塚本嘉寿，笠原嘉訳『生の事実』みすず書房，1979）
—— (1976) *Do You Love Me?* Harmondsworth: Penguin Books.（村上光彦訳『好き？好き？ 大好き？―対話と詩のあそび』みすず書房，1978）

(杉村昌昭訳「メアリー・バーンズと反精神医学的オイディプス」『分子革命―欲望社会のミクロ分析』法政大学出版局, 1988)

Heidegger, M. (1962) *Being and Time*, trans. J. Macquarrie and E. Robinson, Oxford: Blackwell. (原佑, 渡邊二郎訳『存在と時間 1-3』中央公論新社, 2003)

Henry, J. (1962) *Culture Against Man*, Harmondsworth: Penguin Books.

Howarth-Williams, M. (1977) *R.D. Laing: His Work and its Relevance for Sociology*, London: Routledge & Kegan Paul.

Hunter, R. and Macalpine, I. (1963) *Three Hundred Years of Psychiatry (1535-1860)*, London: Oxford University Press.

Ingleby, D. (ed.) (1981) *Critical Psychiatry: The Politics of the Mental State*, Harmondsworth: Penguin Books. (宮崎隆吉他訳『批判的精神医学―反精神医学その後』悠久書房, 1985)

Isaacs, S. (1952) 'The Nature and Function of Phantasy' in J. Rivière (ed.) *Developments in Psycho-Analysis*, London: Hogarth. (一木仁美訳「空想の性質と機能」松木邦裕編, 監訳『対象関係論の基礎―クライニアン・クラシックス』新曜社, 2003)

Jacoby, R. (1975) *Social Amnesia: A Critique of Conformist Psychology from Adler to Laing*, Boston, MA: Beacon Press.

Jaspers, K. (1962) *General Psychopathology*, Manchester: Manchester University Press. (内村祐之他訳『精神病理学総論 上, 中, 下巻』岩波書店, 1953) 〔邦訳は独語原著第5版 (1948) の訳出〕

Jervis, G. (1967) 'Psychiatrists and Politics' in M. Donnelly (1992) *The Politics of Mental Health in Italy*, London: Routledge.

Jervis, G. (1977) *Le Mythe de l'Antipsychiatrie*, Paris: Solin.

Kaplan, B. (ed.) (1964) *The Inner World of Mental Illness*, New York and London: Harper and Row.

Kierkegaard, S. (1954) *The Sickness unto Death*, trans. H. Lowrie, New York: Doubleday. (桝田啓三郎訳『死にいたる病』筑摩書房, 1996)

Kotowicz, Z. (1993) 'Tradition, Violence and Psychotherapy' in L. Spurling (ed.) *From the Words of my Mouth. Tradition and Psychotherapy*, London: Routledge.

Kraepelin, E. (1905) *Lectures on Clinical Psychiatry*, London: Baillière, Tindall & Cox.

Laing, A. (1994) *R.D. Laing. A Biography*, London: Peter Owen Publishers.

Laing, R.D. (1955) (with Cameron, J.L. and McGhie, A.) 'Patient and Nurse Effects of Environmental Changes in the Care of Chronic Schizophrenics', *The Lancet*, vol. 2, pp. 1384-86.

—— (1958) (with Esterson, A.) 'The Collusive Function of Pairing in Analytic Groups', *British Journal of Medical Psychology* 31, pp. 117-23.

Penguin Books.
Britton, D. (1974) 'Laing' s Social Philosophy' in *Radical Philosophy* 7, pp. 29–30.
Bullard, D.M. (ed.) (1959) *Psychoanalysis and Psychotherapy. Selected Papers of Frieda Fromm-Reichmann*, Chicago: The University of Chicago Press. (早坂泰次郎訳『人間関係の病理学』誠信書房, 1963)
Clare, A. (1992) *In the Psychiatrist's Chair*, London: Heinemann.
Claridge, G. (1990) 'Can a Disease Model of Schizophrenia Survive?' in R.P. Bental (ed.) *Reconstructing Schizophrenia*, London: Routledge.
Coate, Morag (1964) *Beyond all Reason*, London: Constable.
Collier, A. (1977) *R.D. Laing: The Philosophy and Politics of Psychotherapy*, New York: Pantheon Books.
Coltart, N. (1995) 'Attention' in J.H. Berke, C. Masoliver and T.J. Ryan (eds) *Sanctuary*, London: Process Press.
Cooper, D. (1967) *Psychiatry and Anti-Psychiatry*, London: Tavistock. (野口昌也, 橋本雅雄訳『反精神医学』岩崎学術出版社, 1974)
—— (ed.) (1968) *The Dialectics of Liberation*, Harmondsworth: Penguin Books. (由良君美他訳『解放の弁証法』せりか書房, 1969)
—— (1980) *The Language of Madness*, Harmondsworth: Penguin Books.
Deleuze, G. and Guattari, F. (1984) *Anti-Oedipus*, trans. R. Hurley, M. Seem, and H.R. Lane, London: The Athlone Press. (市倉宏祐訳『アンチ・オイディプス—資本主義と分裂症』河出書房新社, 1986)
Donnelly, M. (1992) *The Politics of Mental Health in Italy*, London: Routledge.
Donzelot, J. (1979) *The Policing of Families*, trans. R. Hurley, London: Hutchinson.
Esterson, A. (1972) *The Leaves of Spring*, Harmondsworth: Penguin Books.
Evans, R. (ed.) (1976) *R.D. Laing. The Man and his Ideas*, New York: E.P. Dutton.
Fanon, F. (1965) *The Wretched of the Earth*, London: MacGibbon and Kee. (鈴木道彦, 浦野衣子訳『地に呪われたる者』『フランツ・ファノン著作集 第三』みすず書房, 1969)
Federn, P. (1977) *Ego Psychology and the Psychoses*, London: Maresfield Reprints.
Foucault, M. (1971) *Madness and Civilization*, London: Tavistock. (田村俶訳『狂気の歴史—古典主義時代における』新曜社, 1975)
Friedenberg, E.Z. (1973) *Laing*, London: Fontana.
Goffman, E. (1970) *Asylums. Essays on the Social Situation of Mental Patients and Other Inmates*, Harmondsworth: Penguin Books. (石黒毅訳『アサイラム—施設被収容者の日常世界』『ゴッフマンの社会学 三』誠信書房, 1984)
Guattari, F. (1984) 'Mary Barnes or Oedipus in Anti-Psychiatry', trans. R. Sheed, in *Molecular Revolution. Psychiatry and Politics*, Harmondsworth: Penguin Books.

文 献

Artaud, A. (1976) 'Van Gogh, The Man Suicided by Society' in S. Sontag (ed.) *Selected Writings*, Berkeley, Los Angeles: University of California Press. (粟津則雄訳「ヴァン・ゴッホ—社会が自殺させた者 神経の秤 芸術と死」『ヴァン・ゴッホ』筑摩書房, 1997)

Barnes, M. (1989) (with Scott, A.) *Something Sacred: Conversations, Writings, Paintings*, London: Free Association Books.

Barnes, M. and Berke, J. (1973) *Mary Barnes. Two Accounts of a Journey Through Madness*, Harmondsworth: Penguin Books. (弘末明良, 宮野富美子訳『狂気をくぐりぬける』平凡社, 1977)

Basaglia, F. (ed.) (1968) *L'Istituzione Negata*, Torino: Einaudi, tr. as (1970) L'Institution en Négation, Paris: Seuil.

—— (ed.) (1973) *Che cos'è la Psichiatria?*, Torino: Einaudi; tr. as (1977) *Qu'est-ce que la Psychiatrie?*, Paris: Presses Universitaires de France.

—— (1981) 'Breaking the Circuit of Control' in D. Ingleby (ed.) *Critical Psychiatry*, Harmondsworth: Penguin Books. (西村隆夫他訳「管理の鎖を断つ」宮崎隆吉他訳『批判的精神医学—反精神医学その後』悠久書房, 1985)

Bateson, G., Haley, J., Jackson, D. and Weakland, J. (1956) 'Towards a Theory of Schizophrenia' in G. Bateson (ed.) (1973) *Steps to an Ecology of Mind*, St Albans: Granada Publishing Limited. (佐藤良明訳「精神分裂病の理論化に向けて」『精神の生態学 改訂第二版』新思索社, 2000)

Bateson, G. (ed.) (1973) *Steps to an Ecology of Mind*, St Albans: Granada. (佐藤良明訳『精神の生態学 改訂第二版』新思索社, 2000)

—— (ed.) (1974) [1961] *Perceval's Narrative. A Patient's Account of his Psychosis, 1830-1832*, New York: William Morrow.

Berke, J.H. (1979) *I Haven't Had to Go Mad Here*, Harmondsworth: Penguin Books.

Berke, J.H., Masoliver, C. and Ryan, T.J. (eds) (1995) ***Sanctuary***, London: Process Press.

Binswanger, L. (1963) *Being in the World*, New York: Basic Books.

Bleuler, E. (1950) *Dementia Praecox or the Group of Schizophrenias*, New York: International Universities Press. (飯田真他訳『早発性痴呆または精神分裂病群』医学書院, 1974)

Boyers, R. and Orrill, R. (eds) (1972) *Laing and Anti-Psychiatry*, Harmondsworth:

ら行

わ行

ま行

や行

た行

は行

さ行

索　引

あ行

か行

著者紹介

ズビグニェフ・コトヴィッチ Zbigniew Kotowicz（1950年3月15日～2017年9月21日）

コトヴィッチは、英国ロンドンに住むポーランド人の家系に生まれた。ある時期からポーランドに家族とともに移住し、ワルシャワ大学で臨床心理学を学んだ。1978年、英国に戻り、フィラデルフィア協会とかかわり、精神分析的心理療法家として訓練を受けた。数年間、精神科臨床に携わったあと、1982年にリージェンツ・パークで個人開業を始めた。1980年代、同地の芸術スタジオとかかわりをもち、そこでローレンツ・スパーリングやポール・ジールと出会った。1987年には心理学者としての仕事から退き、哲学と科学史を学ぶためにウォーリック大学に進学、1993年、ガストン・バシュラールで博士号を取得した。ウォーリック大学の教授で友人のデイヴィッド・ウェッブの評によれば「専門化が進む時代にあってズビグニェフは博識家でした」。

次いでポルトガルに移り、1995年から1年間の研究資金を得て、20世紀を代表するポルトガル詩人フェルナンド・ペソアに関する本を執筆。1997年にはR. D. レインと反精神医学に関する本書を上梓した。2002年から、ゴールドスミス・カレッジ歴史学科で数年間を過ごし、医学史を研究した。2011年、リスボン大学で一流と呼び声の高い科学哲学センターの研究員として務め、晩年をポルトガルで過ごした。同地でエガス・モニスの専門書をものにしたが、著名なアントニオ・ダマシオに強く反論していた。「精神疾患は神経学的用語のみで説明できる」という主張には否定的であったのだ。

2017年、癌のために死去。最後の刊行物は、死後出版されたはバシュラールに関するものだった。哲学や心理学、文学をテーマにした論文を30篇ほど発表。古今の文学を好み、多彩な音楽を愛し、愛嬌のある笑顔を絶やさない人物であったらしい。

○本書以外の著作

Fernando Pessoa: Voices of a Nomadic Soul. London: Menard, 1996.（『フェルナンド・ペソア―彷徨える魂の声』未邦訳）

Psychosurgery: The Birth of a New Scientific Paradigm. Lisbon: Centre for Philosophy of Science, University of Lisbon, 2012.（『精神外科学―新たな科学パラダイムの誕生』未邦訳）

Gaston Bachelard: A Philosophy of the Surreal. Edinburgh: Edinburgh University Press, 2018.（『ガストン・バシュラール―超現実主義の哲学』未邦訳）

訳者略歴

細澤　仁（ほそざわ　じん）

神戸大学医学部医学科卒業。精神科医、臨床心理士。

現在、フェルマータ・メンタルクリニック、アイリス心理相談室。

○著書

『解離性障害の治療技法』（みすず書房、2008）

『心的外傷の治療技法』（みすず書房、2010）

『実践入門　思春期の心理療法』（岩崎学術出版社、2013）などその他多数

筒井亮太（つつい　りょうた）

関西大学大学院心理学研究科修了。臨床心理士。

現在、たちメンタルクリニック、社会福祉法人海の子学園、大阪府スクールカウンセラー。

○訳書

『バリント入門』（共監訳、金剛出版、2018）

『ドナルド・ウィニコット』（共監訳、誠信書房、2019）

R. D. レインと反精神医学《はんせいしんいがく》の道《みち》

2020年6月25日　第1版第1刷発行

著　者　ズビグニェフ・コトヴィッチ

訳　者　細澤　仁

　　　　筒井亮太

発行所　株式会社日本評論社

　　　　〒170-8474　東京都豊島区南大塚3-12-4

　　　　電話03-3987-8621（販売）　-8598（編集）

印刷所　港北出版印刷株式会社

製本所　株式会社難波製本

装　幀　山田英春

検印省略

ISBN 978-4-535-98481-3　Printed in Japan